LA CURACIÓN POR EL AYUNO

Gana salud, energía y larga vida, potenciando los recursos naturales de tu organismo con el ayuno intermitente

ALEXI SUVORIN

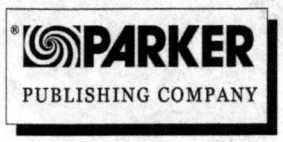

parkerpub.com

© Copyright 1989 por Parker Publishing Company

www.parkerpub.co

Contacto: info@parkerpub.co

Traducción: Monseñor Miguel Jaluf
Diseño Portada: Nabil Ramirez

Las opiniones e ideas expresadas en este libro son opiniones personales del autor y no representan necesariamente las opiniones del editor.

Todos los derechos reservados. Queda prohibida la reproducción total o parcial de esta obra por cualquier medio o procedimiento, sin la autorización escrita de los titulares del copyright.

Índice

Prólogo del traductor 7
La curación por el ayuno 11
Hechos y casos 45
Observaciones referentes al transcurso del ayuno
como método de purificación 173
Curso abreviado del ayuno purificador 181
Epílogo del traductor 193

Presentación

Con su nombre la colección Entreverado hace homenaje a uno de los platos más ricos (por heterogéneo) de los llanos venezolanos; cuando se habla de heterogeneidad se alude directamente a universo, a mixtura, a lo abstracto y lo concreto en un mismo horizonte. Esta colección admite lo diverso, desde el color a la textura, desde el placer a lo reflexivo. Cada una de sus series se concreta en una unidad particular que contribuye a la consolidación del todo. *Fogones* abre espacio a los sabores para que a través de su danza derritan paladares, es la feria de la cocina tradicional venezolana, internacional, indígena y exótica. *A Campo Abierto* es una invitación al deporte y al juego, en vista de facilitar la recreación y el bienestar del lector. *Parajes y Travesías* se hace vehículo para llevarnos a diversos lugares del mundo entero, acercándonos al viaje, al encuentro con lo otro. *Umbrales* dispone un espacio donde comulgan la reflexión y el reconocimiento del ser desde una mirada mística y subjetiva. *Brújulas* es la herramienta que brinda orientación y ayuda técnica en diferentes materias, dispuesta en guías y manuales. *De Cuerpo y Alma* nos lleva a los rincones de la salud física y mental. *Saberes Ancestrales* recoge aquellos textos que abordan temas referentes a tradiciones y religiones, siempre enmarcados desde un punto de vista práctico e informativo evitando la distancia generada por la perspectiva académica.

Se sabe pues que el caos es un nivel de orden superior, es en el caos donde interactúan las contradicciones y allí precisamente son más visibles los hilos que conectan opuestos para hacer de ellos un absoluto, un conjunto de elementos que componen un Entreverado exquisito.

Prólogo del traductor

Dicen que la lucha por la existencia es una de las leyes más importantes de la vida. Algunos van aún más lejos, afirmando que la vida misma no es más que una lucha continua y encarnizada entre los hombres, porque desde que existe la humanidad, los hombres no hacen más que arrebatarse mutuamente los medios de vivir.

Yo, por mi parte, reconozco que la lucha por la vida era y es el objeto final de la mayoría de los actos de los hombres, originando innumerables males y miserias, inclusive las guerras que lo arruinan todo, pero hay también otro factor que obra paralelamente con la lucha por la existencia, no cediéndole en nada en cuanto a los males que trae y, a veces, superándola en ese sentido. Ese factor es el triste hecho de que cada hombre se "arrebata" a sí mismo la existencia, entregándose a toda clase de excesos en forma de placeres desordenados, alimentación superabundante y otros abusos, todo lo cual equivale a un suicidio lento.

El hombre arranca las raíces de su salud, al igual que un agricultor extirpa las malas hierbas de su campo. El hombre sacude los cimientos de su organismo, como lo hace un labriego con un árbol malo que quiere echar abajo. El hombre atrae sobre sí todos esos males de resultas de su ignorancia o la debilidad de su voluntad, buscando en todas las manifestaciones de la vida nada más que goces en todos sus aspectos. Sobre todo la tendencia de buscar placeres en las comidas y bebidas se acentuó mucho en nuestro siglo y, como consecuencia lógica de ella, aumentaron también las enfermedades que "quitan" al hombre poco a poco su existencia. A raíz de eso creció la necesidad imperiosa de recurrir al arte médico, y de ahí fueron multiplicándose toda clase de tratados y obras de profesionales y aficionados de la Medicina, llenando los escaparates de las librerías y las bibliotecas. A pesar de su multitud, vemos que las enfermedades no se dejan amedrentar y van continuamente en aumento de un modo de veras alarmante. Sobre todo las enfermedades nerviosas y mentales. Hasta el punto de que los médicos a menudo experimentan dificultad en darles nombres. Las causas de ese fenómeno son numerosas, figurando en primer término las exigencias de la vida moderna, el alejamiento del hombre de la naturaleza hasta su contradicción más completa y, no en último término, también la escasez de obras médicas de verdadero mérito, en comparación con su total existente: antes de dar con una obra buena, el lector encuentra decenas y decenas de obras de utilidad nula, sea por lo complicado de sus expresiones o por su método equivocado o, finalmente, porque no tratan más que de teorías, teorías y teorías que se alternan infinitamente, de manera que el lector siempre vacila entre ellas, sin saber cuál elegir. Tan es así, que muchos tienen la convicción de que pueden sacar provecho de cualquier obra, menos de las médicas.

Siendo yo uno de los aficionados a la Medicina y leyendo numerosas obras de los métodos y estilos más variados, di con un libro magnífico que puede considerarse como algo raro entre los de su índole. Me refiero a la obra del sabio ruso Alexi Suvorin, uno de los propietarios del famoso diario *Novoye Vremia*, que no necesita presentación para las personas que conozcan los grandes diarios del mundo. Esta obra trata sobre la cura mediante el ayuno. Yo no me contenté con solo leerla, sino que empecé a cambiar correspondencia con el autor, pidiéndole explicaciones en muchas cuestiones y haciéndole numerosas preguntas referentes al tema, a todas las cuales me contestó gustosamente. Cuando me convencí de la excelencia del método, lo sometí al examen en mi propia persona, ayunando dos veces: la primera, del 10 de septiembre al 20 del mismo mes de 1928, o sea diez días, y la segunda, del 11 de marzo de 1929 hasta el 27 de abril del mismo año, o sea cuarenta y siete días. Muchos, siguiendo mi ejemplo, ayunaron durante plazos más o menos prolongados que oscilan entre tres y treinta días. Entre ellos hubo dos cordobeses, uno de los cuales tenía diabetes en un grado muy avanzado y se curó por completo, a pesar de haber sido abandonado ya por la medicina. El otro, que tenía cálculos en los riñones, quedó igualmente restablecido, no obstante haber asegurado los médicos que le hacía falta una intervención quirúrgica.

Tras haber comprobado todos esos hechos, así como muchos otros que no tengo tiempo ni lugar para comentar aquí, concebí la idea de editar este libro, cosa que hago ahora con la autorización del autor. Los provechos que sacarán los lectores de la obra en cuestión los inducirán, sin duda alguna, a darle las gracias a Alexi Suvorin, su autor, uniéndolas a las mías.

No dudo de que el lector instruido no despreciará esta obra por ser su autor persona "no diplomada", sabiendo que las ciencias positivas más importantes como la Física, la Mecánica, etc., contaron entre sus mejores guías con personas no diplomadas en las ciencias correspondientes, como por ejemplo, Franklin, Galvani, Edisson y Zeppelin. Es cierto que esas ciencias se burlaron primero de las figuras eminentes arriba mencionadas por faltarles los diplomas correspondientes, pero, con todo eso, se vieron luego obligadas a reconocer sus méritos y tomarlos por guías.

Lo mismo sucedió en la Medicina Escolástica oficial, que se burló desmesuradamente de Vicente Priessnitz por "no estar diplomado en la

Medicina"; pero nadie ignora ahora que Priessnitz, ese aldeano austriaco, ya ha revolucionado el mundo con sus notables curaciones, gozando de fama mundial en el seno de las academias de Medicina de los países más civilizados. Otro tanto ocurrió con Kneipp, Kuhne y muchos otros, que fueron perseguidos por la medicina por "no estar diplomados" y sin embargo poseen actualmente un renombre mundial indiscutible, teniendo alumnos y sucesores entre los mismos médicos diplomados. Cuántos establecimientos curativos hay hoy día en Europa que llevan el nombre de esa gente "no diplomada", lo sabrá el lector instruido. Así, la verdad no necesita de diplomas, puesto que se los sustituyen sus virtudes fructíferas. Lejos de fomentar la aparición y actividades de los curanderos ignorantes, solo quiero decir que la Medicina no debe despreciar las ideas abonadas por hechos verdaderamente maravillosos, únicamente por traer su origen de hombres no diplomados en Medicina, pero sí estudiosos.

Creo firmemente que la medicina está basada, y debe estarlo, en la experiencia, conforme al refrán árabe que dice: "Pregunte a un experto, y no a un médico". Esto no quiere decir, naturalmente, que los árabes despreciaban la Medicina, sino significa que a la faz práctica de la Medicina le atribuían mayor importancia que a su faz puramente teórica. Y como esta obra está llena de experimentos, y cada una y todas las afirmaciones contenidas en ella han pasado por el severo examen de la práctica, no pueden caber dudas en cuanto a la eficacia del método que preconiza. Por eso, si el lector sabe aprovecharlo debidamente y saca de él lo que es bueno y útil para su bienestar en general, ello será la mayor satisfacción para mí en la publicación de esta obra.

Monseñor Miguel Jaluf

La curación por el ayuno

Mi descubrimiento

El célebre fisiólogo ruso, profesor I. P. Pavloff, en quien el mundo venera ahora al sucesor indiscutible del gran Pasteur al frente del progreso de la Fisiología, al oír en una reunión pública ponderar sus obras y descubrimientos, declaró: "Pero, queridos compatriotas, yo significo aquí menos de lo que ustedes afirman. Ha llegado a mis manos un pequeño hecho de la existencia del organismo viviente; un pequeño hecho, nada más. ¡Todo el resto se hizo solo!".

A mis manos también vino a parar "un pequeño hecho" de la vida del organismo humano, hecho completamente nuevo, inadvertido hasta ahora por el hombre, pero que lleva a un camino completamente nuevo a toda la inmensa ciencia de la Medicina Práctica, dándole al mismo tiempo un nuevo recurso en la lucha con las enfermedades, recurso de ilimitado poder e infinitamente variado en su aplicación.

A continuación yo no ofrezco mis propias nuevas explicaciones de los hechos generalmente conocidos. Yo doy –y lo subrayo– hechos completamente nuevos, así como nuevas generalizaciones, y ruego a los especialistas que determinen su exacta significación, por el bien de muchos centenares de millones de la humanidad enferma.

El hecho principal de mi descubrimiento es el siguiente: durante el ayuno –cuando este es completo y voluntario– el estómago, de un órgano que recibe la alimentación se convierte en otro que elimina del organismo toda clase de residuos; juntamente con estos es arrojado también el 95 %

de las enfermedades actualmente conocidas; el papel de los intestinos durante el ayuno es más bien pasivo.

Mis tres ayunos prolongados

Por primera vez en mi vida ayuné hace catorce años al escribir el libro *El nuevo hombre*, en el que yo trataba sobre los diversos sistemas de alimentación. Había leído entonces en el libro de Metchnikoff que, ayunando voluntariamente, el hambre se siente solo durante las primeras veinte horas. A fin de averiguarlo, me puse a ayunar. Para sorpresa mía, las palabras de Metchnikoff quedaron en mi caso comprobadas. Entonces prolongué el ayuno diez días seguidos, y a continuación repetí el experimento varias veces, aunque nunca durante más de tres a cinco días, pero de la literatura yo reunía todo lo que aparecía en idiomas europeos acerca del ayuno, de manera que me familiaricé bien con los datos generales de la ciencia sobre esta cuestión, lo cual me ha resultado ahora, naturalmente, de gran utilidad.

Ayunos prolongados los realicé tres: de treinta y nueve, veintiún y treinta y siete días, respectivamente. Todos ellos tuvieron lugar en el transcurso de nueve meses, aquí, en Belgrado. Muchos me preguntaron sobre la causa que me había inducido a repetir mis ayunos a intervalos tan breves. Una pregunta muy acertada, porque el ayuno voluntario difiere en todo del forzoso: es diferente tanto su psiquis, como la física de sus fenómenos.

Mi primer ayuno lo llevé a efecto (treinta y nueve días) en un ambiente, tanto moral como físicamente muy difícil, pero fue del todo voluntario por mi parte. El segundo (veintiún días) lo interrumpí solo porque con una gran caminata en tiempo malo (marzo húmedo, frío, ventoso) excité imprudentemente mis nervios y provoqué manifestaciones de neurastenia (desdoblamiento de la vista), las cuales me indujeron a interrumpir el ayuno en su mitad. El tercero (treinta y siete días) lo empecé de entrada bajo fiscalización clínica, para ofrecer a los hombres de ciencia la posibilidad de contemplar con sus propios ojos los fenómenos del ayuno prolongado y, una vez verificados, aplicarlos a la cura de sus pacientes, a efectos de su restablecimiento y, para muchos, hasta de su salvación. La sensación más dolorosa de mi primer ayuno fue la provocada por el hecho de que en la sala separada de la mía por una pieza se iba muriendo lentamente un enfermo atacado de hidropesía. Le llevaban todos los días de su casa muchos alimentos para "restablecer sus fuerzas", y yo, que no había terminado entonces ni el primer ayuno, no me atreví a decirle que, todo lo contrario: el único camino seguro de salvación era para él justamente el ayuno, que en casos de hidropesía da resultados singularmente rápidos y positivos. Cuando me enteré de que ese enfermo a pesar de todos los cuidados había fallecido, ofrecí a los médicos empezar bajo su fiscalización el tercer ayuno, sometiéndome de antemano a todos los experimentos que ellos deseasen practicar conmigo.

Así que todos los tres ayunos fueron voluntarios, lo cual es de suma importancia para los resultados. El ayuno voluntario transcurre tranquila y mecánicamente una década tras otra, sin catástrofes repentinas —sobre todo el primero (de esto hablaremos a continuación). En cambio, el forzoso puede terminar con una crisis del corazón ya en los primeros dos o tres días.

Esencia y curso general del proceso descubierto por mí en el organismo humano

Los hechos que he observado durante esos ayunos dejaron comprobado para mí que el organismo humano no tiene un solo camino general para su saneamiento a través de los intestinos, sino dos, a saber: el primero para el tiempo en que la alimentación del organismo se efectúa por el estómago, y este camino (a través de los intestinos) conduce de arriba a abajo; y el segundo para el tiempo de ayuno, durante el cual el organismo no recibe nada del lado del estómago y se alimenta de sus provisiones propias, y este camino conduce de abajo a arriba, terminando en la boca con la lengua, por la superficie de la cual se arrojan al final del ayuno cenizas singularmente pesadas, últimos residuos de la formidable combustión de la materia que se provoca en el organismo por un ayuno prolongado, sistemáticamente realizado según el principio: "No comer nada, beber solo agua".

El primer camino está sujeto a muchas influencias exteriores que anulan, con frecuencia, por completo el resultado deseado, de suerte que no es absoluto. El segundo, en cambio, de haber sido realizado el ayuno en una forma mecánicamente exacta, dará al cabo de cuarenta días un resultado también mecánicamente exacto, o sea la completa y profunda purificación del organismo de los múltiples y perniciosos residuos que llenan actualmente la sangre de casi todos los hombres. Esa limpieza radical refresca a todo el organismo y le trae la curación —que parecía completamente imposible— de muchas dolencias consideradas ahora incurables.

El curso del proceso, en rasgos generales, es el siguiente: por lo común, el apetito se siente solo durante el primer día. A continuación desaparece hasta la terminación del ayuno, si no se hacen grandes esfuerzos físicos. La lengua pronto se pone blanca; a partir del 30º día, amarilla, y luego se cubre de manchas pardas. Al final de la cuarta década la lengua queda limpia, tornándose roja. Aparece un fuerte apetito; el proceso ha terminado: ¡hay que empezar a comer! Por lo general, un hombre de peso mediano pierde durante el ayuno unos 15 kg, los que puede recobrar luego, si quiere, al cabo de dos a tres semanas, renovando así su carne y su sangre. Se produce un profundo rejuvenecimiento del organismo, hablando literalmente, una nueva salud.

Mi primer ayuno de treinta y nueve días. El mismo hecho del descubrimiento

Durante ese ayuno comprobé que un ayuno prolongado y completo es en efecto un proceso determinado, con fases determinadas que se suceden en un orden determinado. En este proceso, transcurridos los primeros treinta días, a mediados de la quinta semana, aparecen sobre la lengua –hasta entonces blanca– indefectiblemente y en forma concéntrica, manchas amarillas y luego pardas, y unos cinco a nueve días más tarde la lengua queda completamente limpia, tornándose en toda su extensión roja. Acto seguido se hace sentir un apetito "indomable". El proceso ha terminado. Indicios generales duraderos de que el proceso de la profunda purificación del organismo aún continúa es la lengua manchada y la falta de apetito. ¡Este último indicio parece especialmente extraño, tomándose en consideración que el hombre permanece sin comer veinte, veinticinco y treinta días, pero es tanto más elocuente!

Otro fenómeno completamente nuevo para la moderna fisiología y medicina que he observado durante mi primer ayuno, es la función de la lengua como salida para el saneamiento del organismo "de abajo a arriba", cuando este, no recibiendo alimentación por el estómago, naturalmente sigue manteniéndose con sus provisiones internas. Según estudios exactos de laboratorios científicos, durante el ayuno completo acompañado de completa inactividad del ayunador, el organismo de este gasta, sin embargo, para el mantenimiento de la temperatura, el funcionamiento del corazón, los pulmones y la circulación de la sangre, no menos de 1600 calorías de energía térmica, o sea dos tercios de las 2500 por día necesarias para un hombre que se alimenta normalmente y trabaja sin esforzarse demasiado.

He aquí lo que me convenció de que la lengua desempeña este papel durante el ayuno.

El principio de los treinta días de mi ayuno coincidió para mí con un período de intenso trabajo nervioso que tuve que realizar en medio de debates acalorados. Lo llevé a cabo, pero en esa época me ví en la necesidad de beber mucha agua caliente con vino y azúcar a fin de excitar los nervios, y como el azúcar es un producto alimenticio, temí que eso trastornaría el curso del proceso del ayuno, a saber, lo prolongaría. Aunque ya había terminado la quinta semana de mi ayuno, yo no podía comer. La lengua era blanca, en la parte media amarilla con una mancha parda en el centro, más cerca de la base. Todo en la boca, a través de la cual ya hacía cinco semanas que pasaban los residuos de la combustión interna de la materia, olía a descomposición y podredumbre; la saliva era viscosa y hedionda. Comer con semejante boca era imposible: toda idea de la comida era repugnante. Los médicos me persuadían a comer; yo me negaba. La noche de la víspera del 39º día fue singularmente difícil.

Faltaba un solo día para los cuarenta y, sin embargo, yo sentía fiebre ("falsa", por la combustión interna de la materia, mientras que la temperatura era siempre igual: 36,5 ºC). La fiebre esa me daba a entender que el proceso en efecto se había prolongado, todavía continuaba y su terminación podía hacerse esperar durante mucho tiempo.

A la mañana, el médico de la sección se puso a persuadirme con singular insistencia y seriedad a comer:

—En la prueba de su sangre han encontrado acetona...
—¿Qué significa eso?
—Que ha empezado la descomposición de la sangre. Hermana —se dirigió el médico a la enfermera— prepara para el enfermo té con azúcar y ron.
—Bueno, té con ron tomaré, pero sin azúcar. ¡El azúcar no deja de ser alimento!
—¡No, más azúcar, hermana! —dijo el médico con singular severidad y se fue.

Al parecer, efectivamente consideraba el momento serio.

Tras haber meditado un rato, tomé té con ron y azúcar.

Trajeron un plato de sopa. Absolutamente no habían ningunas ganas de comer. La lengua seguía tapada. Pero en el transcurso de cuarenta días me cansé, al fin, de resistir a las persuasiones de comer y de mala gana tragué varias cucharadas de sopa. ¡Ni pizca de gusto ni de placer! La saliva viscosa y espesa, que se segregaba abundantemente de las mejillas en la boca, se agregaba a la sopa que yo tragaba sin mezclarse con ella.

Era un líquido peculiar que parecía impermeable y como hecho de goma. Tomé un pedazo de pan y me puse a mascarlo. La saliva cubría el pan con una envoltura pegajosa, sin empaparlo, y era necesario hacer un esfuerzo especial para que los dientes pasaran a través de esa envoltura y penetraran en el pan. Con dificultad, como si se tratase de un corcho grande, tragué el pan, no masticado, solo ablandado por los dientes. Yo cometía un error, me daba cuenta de ello, pero había que terminar: ¡la responsabilidad por mí en el hospital recaía sobre otros!

Con otro pedazo de pan, que elegí a propósito con corteza dura, froté durante la masticación la lengua, el paladar y las encías, a fin de quitar de la lengua el "sedimento" y despertar en la boca las glándulas de jugos digestivos y, luego de haberlos tragado, tomé un espejo para examinar la lengua. La observé.

¡Dios mío, qué había hecho!

Pero ya era tarde.

La lengua estaba completamente limpia del sedimento y era roja. En ninguna parte se notaba ni el color blanco ni el amarillo. Solo cerca de su base, justamente en medio (allí donde se encuentran los montículos *papillae circumvallate*, se destacaba nítidamente una pequeña mancha circular de color marrón oscuro y contornos bien marcados con una corta prominencia hacia afuera.

Oprimiendo con un dedo junto al círculo, tiré de la lengua por la superficie. Se movió con su lado delantero, extendiéndose juntamente con el cuerpo de la lengua también el círculo. Aparté el dedo. El círculo volvió a su forma regular. ¡Era evidente que no se hallaba solo en la superficie de la lengua, sino que penetraba en su cuerpo! Era la cola, la extremidad ulterior del chorro de residuos para el que, en todo ese tiempo, sirvió de salida la boca. ¡El mismo término! Al cabo de doce horas la lengua habría quedado completamente limpia. ¡Solo doce horas me quedaban para esperar!

Pero ya era tarde. Yo lo sentía claramente con todo el organismo. Con el segundo pedazo de pan cuidadosamente masticado y tragado, tuve la sensación de como si en el organismo algo se hubiese arrancado, y me di cuenta de que ya no había vuelta que dar. ¿Reanudar el ayuno? Inútil: lo arrancado no se dejaría recuperar pronto, y con mi extenuación, ¿encontraría yo vigor para nuevos esfuerzos? ¡Hacían falta nuevas décadas de ayuno!

Froté con el dedo la mancha marrón sobre la lengua: dura como el cuerpo rojo de la lengua al lado, no se dejaba borrar. La olí... ¡despedía olor a materia fecal humana! ¡He aquí la cocina de ese proceso! ¡He aquí los residuos que se habían segregado en el organismo y pasaban ahora por la lengua! ¡Y semejante porquería se me hallaba hincada en la boca, permanecía allí y se extendía al interior, la garganta, al pecho, como un largo clavo venenoso! El círculo sobre la lengua no era más que el corte transversal de esa cola de residuos. Al cabo de doce horas esa cola habría salido afuera sola. Mientras que ahora se había detenido en la garganta, en el pecho y se quedaba allí... Me puse a esperar. En el pecho, a mitad de su altura, desde el estómago hacia arriba por el esófago, una sensación repugnante. ¡Como si desde abajo, encima de la boca del estómago, algo se hubiese apoyado contra algo repugnante y tratase de empujarlo hacia arriba, sin poder conseguirlo! Se podía señalar sobre el pecho con exactitud donde empezaba ese algo repugnante, "la cola", y donde había otra sensación...

A la mañana siguiente el círculo oscuro sobre la lengua desapareció, pero, en cambio, por toda la lengua se extendió un color marrón amarillento. Claro está: por haber yo empezado a comer, "la cola" se detuvo en su movimiento hacia afuera y, naturalmente, se puso a disgregarse en todas direcciones. Las sustancias que la integraban se propagaron por la lengua y esta empezó a oler como un foso de residuos.

¿Cómo explicar todo el horror de esto?

Y todos en torno aconsejan:

—Ahora tome usted leche...

¡¿Tomar leche con semejante lengua?! ¿Cómo explicárselo? ¡Y los médicos afirman que saben lo que pasa en el organismo humano durante el ayuno!

Yo no podía comer nada. La lengua se hallaba en la boca como un objeto que me fuese ajeno, envenenándolo todo en torno suyo, inclusive la saliva, que quitaba de ella ese terrible trasudor.

Antes todo eso se notaba tanto porque la lengua estaba bajo el "sedimento" blanco como en un estuche y sus secreciones corrían por debajo de esa tapa, derramándose en la saliva solo de sus bordes y siendo escupidas inmediatamente. En esto consiste una función importante del "sedimento" en cuestión: este sirve para la desinfección y protección del resto de la boca contra las secreciones putrefactivas de la lengua, y quitarlo, como lo hacen a menudo en los hospitales, es un procedimiento que debe estudiarse antes de ser aplicado.

Por la noche hice una mezcla: en una tacita de café caliente como el fuego puse una cucharadita de miel y una copia grande de coñac, y con este líquido ígneo me enjuagué la boca. En el transcurso de la noche lo repetí varias veces. A la mañana siguiente la lengua era completamente roja, el olor había desaparecido, pero el apetito faltaba.

Naturalmente, hice un descubrimiento muy importante: vi un proceso del cuerpo humano aun desconocido en su catástrofe, en una interrupción casual, pero, en cambio, perdí por mucho tiempo el apetito, o sea me vi privado del restablecimiento de las fuerzas gastadas durante el largo experimento.

De esperar yo unas doce horas más, la lengua habría quedado limpia en su totalidad, se habría despertado un apetito "irrefrenable" con el cual el estómago al cabo de una semana y media me habría dado un nuevo cuerpo, en lugar del perdido durante el ayuno, y la integridad de la energía de la "nueva salud". Después de mi segundo ayuno completo (treinta y siete días) yo, habiendo perdido 16 kg de peso, al cabo de los primeros cinco días y medio después de haber empezado a comer, recobré 9 kg. Después del primer ayuno, en cambio, durante todo el primer tiempo que le siguió tuve un apetito y estómago flojos, me sentí falto de energías, y solo al cabo de tres semanas se restableció el apetito –probablemente debido a la circunstancia de que el organismo había tenido tiempo para arrojar los últimos restos de "la cola" que había vuelto.

He aquí como se modificaba el aspecto y el color de mi lengua en los últimos diez días de mi ayuno:

30-31: los bordes de la lengua blancos. El medio empieza a ponerse amarillo.

32-33: en medio de la lengua, sobre el color amarillo, aparece una mancha parda que tira a marrón.

34-35: la mancha parda va creciendo. Los bordes de la lengua empiezan a despejarse del trasudor blanco, tornándose rojos. La mancha amarilla se reduce.

36-37: la mancha amarilla desaparece casi por completo. Empieza a achicarse también la mancha parda-marrón. Son arrojados los últimos restos de la combustión de la materia en el organismo. Solo queda por salir "la cola" del torrente de esos residuos.

38-39: casi toda la lengua roja. En el tercio superior de la misma se nota una pequeña mancha circular muy nítidamente contorneada de color amarillo-pardo, con una punta en la parte delantera parecida al pico de un jarro. Uno se da cuenta de que no se trata de una mancha, sino de la salida a la superficie de la lengua de todo un haz de chorros que llevan desde las profundidades del organismo hacia afuera los residuos de la combustión. Es la desembocadura de ese torrente y su corte transversal. ¡Es un trasudor y no un sedimento!

40º día: la mancha parda desaparece. La cola del torrente ha sido arrojada afuera. La lengua está completamente limpia. Por primera vez después de treinta y nueve días aparece el apetito (conmigo no ocurrió eso porque no esperé algunas horas más hasta la purificación completa de la lengua).

Ese es el curso normal de los fenómenos en la lengua; a veces se producen algunos desvíos. Sin embargo siempre se observa lo principal: la disposición concéntrica de las manchas amarillas y pardas, ocupando estas últimas el centro en la parte profunda de la lengua, en la zona de los montículos *papillae circumvallate*. Esa concentricidad solo halla su explicación en que la superficie de la lengua en ese momento representa en efecto el corte transversal del chorro redondo de los excrementos que salen del organismo. Si se supone que esos sedimentos blancos, amarillos y pardos se segregan, en alguna forma, de la saliva, surge la pregunta: ¿por qué, entonces, esa misma saliva, no es a la sazón ni parda ni amarilla? y, lo que es aun más importante, ¿quién es y con qué varita mágica distribuye sobre la lengua los excrementos en un orden tan geométrico: los pardos en el centro, en torno suyo los amarillos, (y en ningún caso los blancos), y luego los blancos?

Que todo eso no es casual sino que forma parte de algún gran proceso que abarca todo el organismo humano, lo prueba el hecho de que los coloridos pardo y amarillo del trasudor en la lengua aparecen generalmente solo después de treinta días de ayuno, muy raras veces antes, siendo testimonios en este caso de que el organismo estaba extraordinariamente sucio. En cambio, la ausencia del colorido pardo en la última década pone de manifiesto una purificación incompleta del organismo, y ocurre cuando el ayuno se realiza de un modo incompleto, por ejemplo, cuando simultáneamente "para sostener las fuerzas" (en realidad solo para excitar el apetito), toman dos o tres vasos de leche por día, jugos de frutas, etc.

Que, al mismo tiempo, se trata de un proceso natural que no se halla en contradicción alguna con la naturaleza del hombre y no es doloroso, lo pone en evidencia la constancia de la temperatura durante el ayuno. Comúnmente esta baja 0,5 ºC de la normal y luego se mantiene continuamente en el mismo nivel, como clavada.

Conclusiones

Voy a sacar conclusiones de lo que llamo mi "descubrimiento".

Que el hambre alivia muchas enfermedades, que el apetito desaparece generalmente al final del 1º día, que se puede ayunar sin peligro alguno hasta varias décadas seguidas, que al principio del ayuno aparece sobre la lengua, no se sabe por qué, un "sedimento" que al final desaparece y, por causas desconocidas, vuelve a aparecer el apetito, todo eso se sabía ya antes, pero se ignoraba por qué ocurría ello en el hombre, se ignoraba el mismo mecanismo del proceso del ayuno, no estaban determinados con precisión y claridad su esencia, sus fases, su duración y el sitio donde se produce en el organismo.

Yo soy el primero en señalar para la ciencia médica que:

I. Durante el ayuno sistemático según el principio: "No comer nada, tomar solo agua", el hombre enseguida empieza a alimentarse de sus provisiones internas, y se establece un proceso que yo llamo el proceso normal y automático de la profunda purificación del organismo desde adentro.

Lo llamo normal porque durante el mismo la temperatura del ayunador baja comúnmente 0,5 ºC de la normal –sin exceder de los límites de 36 ºC-37 ºC–, lo que constituye un indicio claro de que el organismo se siente en estado completamente normal.

Lo llamo automático porque se realiza por la naturaleza misma según un esquema preestablecido, sin ninguna participación del hombre ni de su arte, que se equivoca con demasiada frecuencia.

Lo llamo profundo porque en los cuarenta días de su duración íntegra abarca todo el organismo y todos los tejidos del hombre.

Lo llamo proceso que se desarrolla desde adentro porque no cura la enfermedad superficialmente, sino que la arroja del organismo junto con sus raíces.

II. Para el saneamiento general del organismo humano funcionan en él constantemente no uno, sino dos mecanismos, y existen no uno, sino dos caminos: uno para el tiempo en que el organismo se alimenta normalmente por el estómago, y ese camino conduce a través de los intestinos de arriba a abajo, y otro para el tiempo en que el organismo ayuna, es decir, se alimenta con sus provisiones internas, y ese camino conduce en el organismo de abajo a arriba y termina en la boca, en la superficie de la lengua. El centro del chorro de los residuos salientes de la combustión interna de las sustancias, se encuentra cerca de la base de la lengua, en la zona de los montículos *papillae circumvallate*.

III. La expulsión por la saliva y la boca de los residuos de la combustión de la materia empieza ya a partir del 1º día de ayuno, lo que explica el fenómeno desconocido hasta la fecha de que el apetito desaparece al final del 1º día: esos residuos envenenan los nervios gustativos, matando así el apetito para todo el resto del ayuno, es decir, mientras dure la expulsión de esas "cenizas" por la boca.

IV. El organismo necesita generalmente de cinco a seis días para organizar completamente la evacuación de esos residuos de la combustión por la boca. En ese período le hace falta, naturalmente, mucha agua, la que, sin embargo, no logra llegar a tiempo por la boca; parte de las cenizas de la combustión se detiene, por lo tanto, en los sitios profundos de los intestinos, envenenando temporalmente el organismo y provocando a menudo dolores de cabeza, debilidad y vértigos. Clisteres que se hacen en ese período eliminan del todo estos fenómenos dolorosos, con lo que queda probado en forma inequívoca su origen. Por regla general, al 6º día el organismo consigue eliminar ese cúmulo de cenizas y se establece en él un equilibrio firme.

V. Las primeras dos semanas de ayuno dan resultados especialmente perceptibles para enfermedades nerviosas, esclerosis, reuma, gota, hidropesía, inflamaciones recientes y heridas en conexión con la liquidación en el organismo de hinchazones, pus y sales heterogéneas.

VI. Si el ayunador deja el ayuno antes de treinta días, comúnmente logra hacerlo con todo éxito, aunque el apetito es muy flojo en los primeros días que siguen al ayuno, porque el organismo se ve en la necesidad de absorber nuevamente las cenizas ya preparadas y llevadas al lugar de su expulsión. Pero, si la tentativa de interrumpir el ayuno se hace después del 30º día, el organismo directamente protesta contra eso y devuelve la comida con vómitos, porque en esos días ya empieza la evacuación de las cenizas más pesadas acumuladas en el sitio de su expulsión, cuya reabsorción resulta para el organismo especialmente difícil.

VII. En efecto, justamente al principio de la cuarta década de ayuno empieza la evacuación por la boca de cenizas de aspecto peculiar, y el "trasudor" sobre la lengua en el primer ayuno completo (cuarenta días) se torna amarillo y luego con manchas pardas. Al repetirse los ayunos, tanto el color como las características del trasudor, cambian. Hacia el último día del plazo (generalmente el 39º) la lengua queda despejada toda, excepto los montículos *papillae circumvallate*, que resultan colorados por el círculo pardo con el pico hacia afuera. Luego se limpian también ellos y aparece un "apetito indomable" que trae un rápido restablecimiento de los tejidos perdidos del cuerpo.

VIII. El organismo nervioso, empero, recupera sus pérdidas no tan rápidamente, y si con el comienzo de la alimentación normal se sobrecarga el corazón con la distribución de una cantidad elevada de jugos alimenticios, o sea, si uno come en ese período con exceso, tomando en cuenta solo el apetito físico, y desgasta imprudentemente las energías nerviosas, ya al cabo de una y media o dos semanas después del ayuno resultan posibles la hinchazón temporal de miembros, fenómenos de anemia del cerebro, etc., que desaparecen con la regulación de la alimentación, por ejemplo, con su reducción hasta una comida por día.

IX. El plazo completo en que el organismo consigue bajo la imposición del ayuno liquidar en sí todo lo ajeno, nocivo y secundario para su vida, y empleando parte de esos materiales para su alimentación, arrojar el resto, las "cenizas", es, comúnmente, igual a cuarenta días, como el plazo completo de desarrollo del embrión en el organismo de la mujer es de nueve meses. Después de eso, la continuación del ayuno dará principio a la consumición por el organismo de partes y tejidos del cuerpo sumamente importantes para su vida y salud.

X. Por lo tanto no puede haber ningún deporte del ayuno, así como no depende de la voluntad de la mujer llevar la criatura en sus entrañas no nueve, sino nueve meses y medio. Aquellos, en cambio, que siguen ayunando después que se haya despejado su lengua al final de cuarenta días, son suicidas inconscientes, y a la medicina le incumbe la tarea de explicárselo a la gente y combatir ese mal.

XI. Durante este proceso todo el material no indispensable, secundario para el mantenimiento de la vida del cuerpo, se elimina del organismo humano. El hombre, se puede decir, se derrite por dentro y se convierte al final del ayuno en un esqueleto viviente cubierto de nervios y de músculos, y envuelto en una piel seca y arrugada.

XII. Su aspecto general pone de manifiesto –a menudo, pero no siempre– una extenuación y fatiga extremas, pero al mismo tiempo su fuerza vital no queda comprometida en lo más mínimo y, generalmente, está lleno de energías y confianza en sí y en sus fuerzas. Eso es natural porque su adelgazamiento no es el producto de una enfermedad y de la temperatura alta que la acompañó, sino el de un proceso normal transcurrido en toda su extensión dentro de una temperatura normal. Esa energía vital se pone inmediatamente de manifiesto en que, por regla general, ya al cabo de una y media o dos semanas después del ayuno, el esqueleto viviente se viste de un cuerpo nuevo; pero aquí el hombre ya puede decidir por sí mismo qué es lo que hay que aceptar de ese nuevo cuerpo y lo que debe ser eliminado para siempre.

Todo eso es muy importante de por sí y completamente nuevo para la ciencia médica moderna. Así que me considero con derecho de pretender que en efecto he hecho un "descubrimiento" en la fisiología del hombre.

Hasta la fecha la medicina nunca ha tenido en sus manos un remedio tan prodigioso.

Por primera vez después de muchos años, tal vez milenios, adquiere el hombre la posibilidad de limpiar conscientemente y hasta el fondo la máquina de su organismo, y darle así una marcha del todo nueva.

Resulta clara la enorme importancia de ello para su vida y la revelación de sus fuerzas.

MI SEGUNDO AYUNO DE DURACIÓN COMPLETA (TREINTA Y SIETE DÍAS)
Durante mi segundo ayuno completo esperaba yo, en general, la repetición de los fenómenos del primero, solo, quizá, en una forma un tanto atenuada.

Esperaba así de parte de la naturaleza una especie de "rutina" y, naturalmente, me equivoqué.

El mecanismo mismo de los fenómenos fue en efecto idéntico, pero los fenómenos resultaron diferentes:

I. Secreciones de aspecto peculiar sobre la lengua aparecieron también al 3° día de ayuno, pero esas cenizas –residuos de la combustión de la materia en el organismo– eran completamente diferentes: de un negro espeso y sin ningún olor desagradable, con una secreción muy reducida de saliva, hasta, más bien, con una boca seca; es decir, algo bien distinto o directamente contrario a lo ocurrido la primera vez, pero en el mismo plazo.

II. Simultáneamente, a partir del 28° día hasta la terminación del ayuno, de la garganta y las cuerdas vocales empezó a segregarse abundantemente una mucosina de color verdoso claro, también sin ningún olor. Ya desde el 3° día de ayuno estas cuerdas fueron afectadas por una especie de ronquera extraña, sin ninguna inflamación ni dolor. Ahora, al parecer, empezó la evacuación de los elementos morbosos, también sin la más mínima inflamación ni dolor. La mucosina fluía simplemente de las cuerdas y yo apenas tenía tiempo para escupirla. El fenómeno desapareció enseguida después de mi primera comida al terminar el ayuno, lo cual comprobó su relación directa con el proceso. Nunca he sentido mi voz tan sonora y fuerte como en los días que siguieron. ¡Cómo en general influye el ayuno sobre la voz!, lo escribe J. Knote, cantor de la capilla de la corte, a A. Ehret, propagandista alemán de la cura por medio del ayuno y la comida libre de mucosinas, preferentemente cruda:

Durante el año que seguí el régimen perdí cuarenta y dos libras de peso. Me siento inenarrablemente bien. Usted es realmente un benefactor de la humanidad. Mi voz ha aumentado en potencia y sonoridad, como lo atestiguan todos mis conocidos y las críticas de la prensa... Durante todo el año no tuve ningunos 'nervios' [Ehret, A., *Kranke Menschen*, p. 88].

III. No observé ningunos procesos peculiares en la nariz, en oposición a lo ocurrido durante el primer ayuno.

IV. Pero el día de la aparición del trasudor final sobre la lengua (negro) fue el mismo que en el primer ayuno, el 31º. Es evidente que el proceso de la profunda purificación del organismo por medio del ayuno tiene sus constantes plazos, formas y fases. Pero durante el segundo ayuno, mi organismo ya era mucho más puro que durante el primero. Las "cenizas" más gruesas ya habían sido eliminadas de él y ahora esperaban su expulsión otras de una clase distinta.

Mi ayuno incompleto de veintiún días

Durante estos experimentos me encontré dos veces con la doctrina del ocultismo acerca de la estructura del cuerpo humano –con la comprobación real de la misma.

Esa doctrina sostiene que el hombre consta de varios organismos encerrados uno en otro. Los dos más materiales de ellos son el físico y el fluídico. El primero es nuestro cuerpo exterior; el segundo, nuestro organismo espiritual, donde se encuentran los centros y raíces de nuestras sensaciones.

Ese segundo organismo –fluídico– se llama en el ocultismo astral y, en la Medicina, nervioso-magnético, no reconociendo, empero, la Medicina Académica oficialmente su existencia. Sin embargo, el mismo existe y se pone de manifiesto en los fenómenos del hipnotismo, magnetismo animal, etc.

Dos veces durante los experimentos sentí en mí separadamente estos dos organismos que experimentaban sensaciones diferentes: uno se hallaba lleno de energías y fresco; el otro se quejaba y hacía saber que aún no había descansado y que había que cuidarlo.

Durante el segundo y el tercer ayuno, todas mis sensaciones dolorosas fueron mucho más leves y suaves que durante el primero, a excepción de una, a saber, la fatiga al subir a una altura siquiera insignificante.

Durante la marcha, por más veloz que fuera, y hasta la corrida en un plano horizontal o ejercicios gimnásticos aun pesados, la fatiga se sentía generalmente en los músculos, la respiración y la espalda. Pero cualquier subida por la escalera de cinco a ocho peldaños o una elevación de 2 pies de altura, enseguida provocaba una sensación prolongada de dolor torturante en todas las articulaciones. "¿Otra vez vuelves a subir? ¡Pero soy débil, débil, débil!" –parecía gritarme alguien en mi interior. Así ocurría todos los días en todas las subidas, y finalmente encontré para el fenómeno una explicación que resultaba satisfactoria en todos los casos.

La subida a una altura siquiera reducida exige la superación de la fuerza de atracción terrestre, o sea del magnetismo terrestre, que en el cuerpo humano le corresponde el magnetismo animal, es decir, el organismo astral. Resultaba que yo poseía provisiones fisiológicas suficientes tanto para el segundo como para el tercer ayuno, mientras que las provisiones del magnetismo animal, que durante el ayuno se consumen simultáneamente con las de grasa, azúcar, etc., al parecer, no se reintegran tan pronto como las fisiológicas, y he aquí: ¡sobre la falta de las mismas, sobre la necesidad de gastarlas con suma economía, me avisa prudentemente mi organismo nervioso-magnético, cada vez que es afectada su esfera, es decir, durante las subidas!

El aislamiento y la individualidad de esa sensación peculiar de cansancio en medio de las manifestaciones del organismo físico, quedaron comprobados en mi caso por la forma completamente extraordinaria de su cesación. En la mañana de la terminación de mi ayuno, un cuarto de hora escaso después de haber yo comido el primer alimento duro, es decir, cuando ni aun una parte del mismo hubiera podido ser asimilada por el organismo y aumentar así sus fuerzas, tuve que subir por una escalera de escasa altura y, de antemano, me preparé para experimentar el malestar doloroso bien conocido en las articulaciones y tendones del cuerpo. ¡Para sorpresa mía, nada! Los dolores cesaron, como si la subconsciencia una vez enterada de que el ayuno había terminado, hubiese resuelto que ya no le hacía falta preocuparse del asunto. Entonces recordé la enorme importancia de la psiquis en el curso de los procesos fisiológicos, comprobada por nuestro célebre I. P. Pavloff, o mejor dicho: la presencia en los procesos fisiológicos del cuerpo de una peculiar psiquis independientemente de la que no advertimos generalmente.

Otra vez el estado del organismo físico divergió del astral cuando, una vez terminado el ayuno y ya pasadas dos o tres semanas, es decir, cuando físicamente yo ya había olvidado por completo el ayuno y la debilidad provocada por el mismo, aparecieron en mis tobillos pequeñas hinchazones (otros observaron en iguales condiciones perturbaciones de la vista y demás ataques de neurastenia). Todo eso pasa pronto con la aplicación de remedios muy sencillos –de los que hablaré a continuación en forma detallada–, pero explicarlo se puede solo admitiendo que el organismo astral restablece sus provisiones consumidas más lentamente que el físico, de modo que después del ayuno conviene ahorrar durante algún tiempo la energía volitiva y psíquica, aunque el cuerpo físico ya esté lleno de fuerzas rebeldes y llame a gozar de ellas.

Ruego que se tenga presente que mis ayunos se sucedieron con singular prontitud: octubre-noviembre, marzo-julio. El organismo tuvo muy poco tiempo para reponer sus provisiones. Con la prudencia más mínima, se habría podido evitar las sensaciones que me hablaban del cansancio excesivo justamente del organismo nervioso.

¿Qué he obtenido de los ayunos?

Con respecto a mí puedo decir que no padezco ni padecí de ninguna enfermedad especial, de modo que no sé qué es lo que me habría podido regalar el ayuno. Sin embargo, he ahí lo que obtuve en forma completamente inesperada.

Yo tenía sesenta y tres años de edad. Mi cabello era ralo e iba encaneciendo. Después del primer ayuno empezó a crecer en abundancia y de color normal. Y no fui yo quien lo vio, me lo señalaron otros que me rodeaban. Hace dos años aparecieron en mis manos manchas de hígado. El doctor Verbitzky me dijo que yo debía tomar yodo. No lo hice, pero después del segundo ayuno las manchas desaparecieron y el mismo médico me declaró que ya no me hacía falta yodo. Naturalmente, él tuvo razón tanto en uno como en otro caso, dentro de los límites de los remedios de la Medicina moderna, uno cuyos dignos representantes es [sic].

Mis nervios se han fortalecido de un modo tal como nunca lo hubiera podido esperar. Antes de mis ayunos yo sabía de antemano que hacia el final de una conferencia de una hora la sangre me afluirá a la cabeza, el pensamiento se tornará pesado y aparecerán indicios de un próximo dolor de cabeza, el cual se hará sentir si la conferencia se prolonga. Ahora doy conferencias de una hora y cuarenta y cinco minutos a dos horas, luego durante una hora más doy toda clase de explicaciones y me voy con la cabeza completamente fresca. Repito, yo mismo no habría podido imaginarme en posesión de semejantes facultades. ¡Y estas vinieron solas!

Con los años y debido a la nerviosidad, mi escritura perdió parte de su firmeza y se tornó irregular, quebrada, "nerviosa". Conversando con el profesor Passek sobre mis ayunos, le pregunté si había en la Medicina algún remedio contra la tremulación de la escritura:

–Remedio directo no hay.
–¿Y hay un remedio para eliminar esta nerviosidad en forma terminante en diez días?
–Naturalmente que no.

Y sin embargo, en todos los tres ayunos, al 10º día justo, mi mano empezaba a funcionar durante la escritura como la de un joven –las letras eran firmes y regulares–, y lo que merece especial atención: la mano

–lo sentía muy bien– y el mismo cerebro mío, o sea sus más profundos centros nerviosos, tenían ahora la tendencia de escribir con letra muy chica, mientras que antes de los ayunos, en toda mi vida de adulto, mi escritura era muy grande y suelta. Cualquier neuropatólogo dirá que eso es un indicio de un profundo y orgánico saneamiento de todo el sistema nervioso. En estos primeros diez días de ayuno transcurre una fase de purificación justamente de la esfera nerviosa del organismo, y he aquí el resultado que la acompaña y que se repite sin falta. Después del primer ayuno, ese efecto sobre mi escritura se mantuvo durante varias semanas; después del segundo, unos dos meses; mientras que ahora, según parece, se ha hecho permanente para todo el resto de mi vida –así lo espero, por lo menos...

Pues bien, al final del primer ayuno fueron arrojados del organismo las cenizas más gruesas de color pardo-amarillo y olor muy pesado, y rejuveneció mi cabellera. Después del segundo ayuno se expulsaron las cenizas negras sin olor alguno y se tornó joven mi hígado, desapareciendo en las manos las manchas características.

Los resultados directos para mi estado habitual que me dio el ayuno son cuatro:

1. Se han fortalecido en forma sorprendente los nervios y ha aumentado la aptitud de trabajo y la capacidad de soportar la fatiga.
2. Se curó y empezó a funcionar perfectamente el hígado.
3. Desapareció el catarro de la garganta y de la nariz que me había quedado de un resfrío crónico. Mediante respiraciones profundas reprimí esta enfermedad que me molestó durante veinticinco años, pero logré eliminarla por completo solo con mi segundo ayuno.

4. Desaparecieron manifestaciones generales de la esclerosis.

¡Cuántos años de vida se me agregarán en esta forma, me lo enseñará mi propia experiencia!

¿Qué enfermedades se curan con el hambre?

La cura por el hambre surte especial efecto en los casos de anemia, desarreglos intestinales, procesos inflamatorios y pustulosos, catarros, llagas externas e internas, tuberculosis, esclerosis, reuma, gota, hidropesía, neurastenia, neurosis, eczema, enfermedades de la vista, de la piel, de los riñones y del hígado, diabetes, etc.

No solo enfermedades "periódicas" se combaten por medio del ayuno, sino también enfermedades tan constitucionales como el cáncer, la sífilis, la tisis y el muermo.

El doctor Kellog, una de las primeras autoridades de la Medicina norteamericana, en su excelente enciclopedia sobre cuestiones de la alimentación, cuenta que al visitar al célebre profesor Erlich en Alemania, este le expuso los amplios trabajos de su laboratorio para elaborar una dieta para los enfermos atacados del cáncer. Esos trabajos demuestran que aun las formaciones cancerosas de desarrollo intenso ceden ante la acción de una alimentación especial. En esa oportunidad, el profesor Erlich observó: "El desarrollo del cáncer puede ser limitado en grado considerable mediante la selección de alimentos, pero para asegurar un resultado determinado, ocurría a veces llevar a nuestros animales con el ayuno poco menos que a la muerte". ¡Así que solo el ayuno aseguraba el resultado, la victoria sobre el poder de la enfermedad!

El nombre, las obras y los méritos del doctor Kellog deberían conocerse por los hombres instruidos de Europa un poco más. Su nombre tiene notoriedad entre los círculos superiores de la ciencia mundial, pero es casi completamente ignorado por el público en general. Y mientras tanto, justamente para las grandes masas de la humanidad, ha hecho muchísimo bien el doctor Kellog. Ya desde hace casi medio siglo dirige una gran institución norteamericana de índole científica con más de un millar de empleados.

En esta institución, a un laboratorio espléndidamente bien organizado, están agregados amplios comedores y clínicas donde comen diariamente hasta tres mil hombres. Así, el laboratorio está en condiciones de verificar sus conclusiones inmediatamente en los enfermos y los estómagos de una gran masa humana. La compañía especial Food Company fabrica y difunde productos alimenticios inventados por el laboratorio. Los trabajos de ese grupo de hombres de ciencia y establecimientos científicos bajo la dirección del doctor Kellog son realmente admirables, por la franqueza y seguridad de las contestaciones a toda clase de preguntas referentes a la alimentación del hombre y el practicismo vital.

A las palabras del profesor Erlich sobre el cáncer, el doctor Kellog les agrega la observación de su experimento sobre la relación íntima del cáncer con la alimentación:

> Durante 45 años tuve extraordinarias comodidades para la observación de la influencia de la alimentación libre de carne sobre el cáncer. Entre varios millares de enfermos cancerosos solo había 4 vegetarianos, todos los demás

eran carnívoros, y en uno de ellos el restablecimiento se produjo sin la eliminación de la formación cancerosa.

Esta es la enorme ventaja que ofrece el régimen vegetariano contra el cáncer. ¡Solo cuatro casos entre varios miles! Que el cáncer se produce debido a un contacto duradero con bacilos de putrefacción y los venenos originados por ellos (y esta es la consecuencia de la alimentación con carne), ello, en opinión del doctor Kellog, encuentra su comprobación en el hecho de que justamente en el apéndice y en el intestino grueso, donde por más tiempo se mantienen los residuos de los alimentos, se produce con más frecuencia el cáncer. Su período inicial es a menudo la "úlcera benigna" en los intestinos o el estómago, y "estas úlceras" –dice el doctor Kellog:

> (...) ya hace más de cuarenta años que yo las curo con el ayuno durante una o dos semanas. En un caso que ocurrió ya hace 30 años, la enferma se hallaba completamente anémica por la pérdida de sangre. Sin embargo se restableció para diez años, cuando la úlcera volvió a aparecer y fue nuevamente curada mediante el mismo procedimiento; la repetición de la enfermedad no se produjo más en todo el tiempo que la enferma estuvo bajo el control de nuestra clínica.

Cabe observar que eso lo dice un hombre que no es partidario absoluto del ayuno como medio curativo. La opinión del doctor Kellog en esta cuestión es la siguiente: "¿Para qué recurrir a un remedio muy difícil para el enfermo, cuando yo puedo curarlo con otros remedios?".

Naturalmente, cualquier hombre sensato estará de acuerdo con esa opinión. ¿Pero tendrán todos y en todas partes esos "otros remedios"? Solo quiero señalar que el ayuno voluntario y sistemático provoca en el organismo un proceso especial que tiene un curso determinado, proceso durante el cual se curan enfermedades declaradas como incurables al aplicarse otros remedios.

Lo que puede conseguir así lo demuestra el hecho citado por el doctor Roux (*Les appétits et le jeune*, p. 34): "En el año 1811, el sueco Osbeck curaba casos graves de sífilis por medio del hambre. Sus éxitos llamaron grandemente la atención en Suecia y Dinamarca, y le fue concedida una recompensa en nombre de la nación".

En las obras de la Medicina moderna figura este procedimiento; ¿por qué no recurren a él en la práctica?

¿Hay para ello una explicación determinada?

Desgraciadamente hay demasiadas razones para suponer que el método de Osbeck fue abandonado y olvidado por la ciencia médica "sin explicaciones".

He aquí dos testimonios más que merecen la mayor atención y averiguación: el general Eck me contó que en primavera de 1915 revisaba los caballos del 7º Grupo de Morteros en Galicia. Tuvo que pasar revista a varios centenares de caballos. El trabajo fue muy pesado, y lo sorprendió cuando durante la comida que siguió al veterinario de la división le fue servido solo un vaso de té, a pesar de que aquel había trabajado con él toda la mañana.

—¿Por qué semejante falta de apetito?
—Hoy es el último día de mi ayuno de doce días.
—¿Qué ayuno?

El veterinario contó que varios años atrás, durante una operación, se había contagiado de muermo. Un médico local lo curó por medio del ayuno y, para que la enfermedad no se repitiera, le prescribió ayunar tres días cada mes y dos veces por año, doce días cada una. El enfermo salvado observaba naturalmente ese régimen y gozaba de excelente salud. Desgraciadamente, el general Eck no pudo comunicarme el nombre de ese veterinario ni pormenores sobre la cura, sus procedimientos y el plazo del ayuno curativo, y ruego mucho a todos los que pudieran completar ese relato que me escriban a la dirección: Belgrado, Serbia, redacción de *Novoie Vremia*, Alexis Suvorin. Sería una lástima si también este "secreto" y método se perdiesen, como se perdió y se olvidó el de Osbeck.

Lo mismo ruego a todos los que sepan algo sobre la curación de la tisis mediante el ayuno que se practica entre los calmucas de la región de Semiretchie y del cual me contó el general Kasanovitch. El ayuno es riguroso. El hombre llega a la extenuación más completa: piel y huesos es lo que queda. Beber se le permite solo agua, unas veces fría, otras caliente, según las indicaciones del médico-curandero. Cuando el hombre llega finalmente al estado de "esqueleto envuelto en la piel", empiezan a alimentarlo con *kumis*, y la tisis en él desaparece.

En ambos casos no se indica el método de la cura. Es necesario determinarla por medio de experimentos.

Pero mi descubrimiento hace público el máximo que se puede conseguir mediante el hambre: es un ayuno completo de cuarenta días hasta la purificación de la lengua. Este método no es tan terrible si se toma en consideración que cura hasta las enfermedades como el muermo, contra la que no existen procedimientos más suaves. Un dicho de la Medicina antigua rezaba: "Si no cura la piedra infernal, cura el hierro; si no cura el hierro, cura el fuego; si no cura el fuego, cura la palabra". En este caso 'palabra' puede significar 'sugestión', 'hipnotismo'. Pues bien, al tratarse de la cura mediante el hambre, hay que admitir que su efecto depende considerablemente de la psiquis y la autogestión del enfermo. 75 % del resultado lo dará el ayuno para la cura del enfermo de todos modos, aunque este no tuviese ninguna confianza en el éxito, pero, al mismo tiempo, este método curativo es tal que puede ser fortalecido apreciablemente y mejorado en sus resultados por medio del efecto psíquico, y esto hasta el grado –¿y por qué no?– de resultar capaz de matar al bacilo del muermo. La técnica del ayuno nos indica a cada paso la presencia en el hombre no solo de la "física", sino también de la "psiquis".

En la cura mediante el ayuno su rasgo benéfico es el de no limitarse en su efecto nunca a una sola enfermedad determinada. Siempre da también una refrigeración y robustecimiento generales del organismo. En el hombre no solo desaparece el catarro del estómago, sino que cesan también los dolores de cabeza, la tos en las horas de dormir, las turbaciones de la vista y aumenta la capacidad del trabajo.

He aquí ejemplos terminantes: en el caso de J. I... of [sic.], al cabo de catorce días de ayuno, se le disuelve el cúmulo de sales formado junto al hueso sacro, que era la causa de la ciática incurable y, al mismo tiempo, después de una semana de ayuno, se le salen tres cálculos grandes y cincuenta menudos, su estómago mejora y se torna completamente sano, y pierde 11 kg de peso superfluo. ¡Todo eso al cabo de catorce días de ayuno!

V. E... [sic.] enumera los resultados del ayuno de veinticuatro días en la forma siguiente:

1) Pesadez en las piernas y cansancio general en las mismas aun después de una caminata corta, han desaparecido por completo. Las piernas se han vuelto ligeras como las de un joven de 20 años de edad. La marcha es firme y segura. 2) La ciática reaparecida durante el ayuno ha cesado (al cabo de dos semanas de ayuno). 3) El lagrimeo ha desaparecido. 4) 'Las moscas negras' en los ojos casi no aparecen más. 5) La córnea de los ojos amarilla se ha vuelto limpia y blanca. 6) Las venas azules en las sienes y las mejillas han desaparecido. 7) El romadizo crónico de que yo padecía durante muchos años se ha curado. 8) He dejado de rechinar con los dientes mientras duermo: sufrí este mal durante decenas de años. 9) No ronco más. 10) Puedo dormir un rato bastante prolongado sobre el costado izquierdo, cosa que no podía hacer antes. 11) La disposición general excelente, el apetito también; en el transcurso de 14 días he recobrado 11 kilos de peso.

Después de tres ayunos (diez, diez y cuarenta días), V. D... n [sic.] escribe:

A pesar de mi paciencia para el baño en agua fría, de noche siempre sentía el frío y, al acostarme, durante mucho tiempo no podía calentarme, ni bajo dos frazadas y con tiempo templado. Pero de un modo singular sentí el frío durante todos los tres ayunos. Ahora, después del tercer ayuno, el fenómeno ya no se repite, ni al acostarme ni de noche. Ahora tengo calor hasta al dormir bajo una sola frazada; me la quito y duermo cubriéndome con una sola sábana; estoy muy sorprendido y me alegro del cambio producido, recordándolo con gratitud a usted.

Claro está que para cambios tan "sutiles" hacen falta una purificación singularmente profunda y el robustecimiento de todo el sistema nervioso.

Hechos y casos

Los que quisieron recurrir al ayuno para librarse de sus dolencias, naturalmente tienen deseos de saber antes qué efecto ha producido sobre otros.

Para ofrecer de una vez un cuadro general, el transcurso y los resultados del proceso, inserto a continuación varios relatos completos de personas que han realizado últimamente el ayuno ante mis ojos.

OBESIDAD, DILATACIÓN DE LA AORTA, "MOSCAS NEGRAS ANTE LOS OJOS".
LA CURA POR MEDIO DEL AYUNO EN CUARENTA DÍAS

El verano pasado, en julio, en Bulgaria, efectuó un ayuno de cuarenta días el ingeniero ruso I. Berladin, a quien la gordura del corazón y la dilatación de la aorta ya habían empezado a dificultar seriamente su trabajo en una mina, con sus difíciles caminatas y a veces hasta la necesidad de arrastrarse por las galerías subterráneas, en un ambiente envenenado por toda clase de gases.

Sigue a continuación su propio relato sobre ese ayuno. Su valor especial reside en que el principio del ayuno fue muy difícil, sin prometer éxito y, además, en la circunstancia de que desde entonces ya ha pasado un año y hay datos sobre el estado de salud del enfermo. El mismo es "excelente":

19 de mayo de 1925

Yo sufro la dilatación de la aorta, la gordura del corazón, debido a la alimentación irregular y el alcohol, que he absorbido en cantidad considerable durante la guerra contra Alemania (estuve en el frente todos los tres años como oficial del Regimiento de Cosacos de la Guardia). Inadvertidamente llegó el momento de la recompensa. La cuenta me fue presentada bajo el aspecto de la muerte (en forma de amenaza) a causa de subidas cotidianas por cuestas muy pronunciadas. A partir de enero no como carne y no bebo ni una gota de vino. He empezado a sentirme mejor y rebajado 6 kg. Pero siento y sé que mis tejidos están empapados aún de ácido úrico. Por lo tanto quiero, a efectos de una reacción más brusca y la limpieza de los rincones más apartados del organismo, aplicar el experimento de usted (o sea el ayuno).

Entre mis amigos conozco a dos que han realizado experimentos idénticos.

El ingeniero M. I. M-kin (en el original figuran el nombre y apellido completos) había engordado y empezó a sufrir del hígado y de los riñones debido a la alimentación irregular (consumo desmedido de cerveza). Ayunó en absoluto durante 25 días (tomando té sin pan ni azúcar), y después del ayuno, reducido su peso de 112 kg a 88 kg, se ha puesto sumamente bienhumorado y enérgico y completamente sano.

Otro –V. S. S-loff (en el original nombre y apellido completos) – propietario de minas de carbón y estanciero, era gordo y padecía catarro. Ayunó en medio de un coro de burlas y lamentos durante treinta días y ha recobrado su salud. Desgraciadamente no gozó mucho de su bienestar físico: lo fusilaron los comunistas.

7 de junio de 1925

A partir de 1º de junio empecé el ayuno de acuerdo con las instrucciones de usted y algunos datos recogidos del libro del profesor S. Meller sobre la cura mediante el hambre. Previamente tomé un purgante.

1º día: Hambre intensa. Tomé solo agua. A la noche un clister (enema): un litro de agua tibia.

Tengo que decirle que, a causa de la arteriosclerosis, padezco de la dilatación de la aorta, la cual me oprime el esófago (es la opinión de algunos médicos; otros, en cambio, dicen que esta opresión es causada por los nervios y hasta por la neurastenia). La opresión en cuestión se pone de manifiesto por un espasmo en la garganta y la sensación de como si yo me hubiera atragantado con un carozo de ciruela. La sensación esta no me molesta, pero me inquieta sobre manera y siempre va acompañada de un fuerte dolor de cabeza. Antes del ayuno tomé durante un mes yodo y algunas píldoras, y la opresión casi desapareció.

Así que, el primer día no advertí cambio alguno en mi estado físico. Mi peso sin ropa era de 82,70 kg.

2º día: Tomé solo agua. Apareció el cansancio, la debilidad y un sabor desagradable en la boca. La lengua está limpia con una leve capa blanca. Por la noche tomé un purgante y no apliqué el clister (enema).

3º día: Me levanté con un fuerte dolor de cabeza. Estaba soñoliento, pero cuando me dirigí al trabajo, esta sensación desapareció y empecé a sentirme bien. Debido a que el agua aquí es muy mala, la sustituí con el té sin azúcar, tomando cuatro vasos por día. Los excrementos siguen siendo líquidos, en atención a lo cual no recurrí al clister. La opresión en la garganta aumentó, no se sabe por qué, y me molesta mucho. El sueño es profundo; me despierto con dificultad.

4º día: Me he despertado con un fuerte dolor de cabeza. Lo ojos se han hinchado tanto, que los abrí con dificultad; la sensación es como si alguien les hubiese echado arena adentro. La garganta está fuertemente oprimida. Una gran debilidad en las piernas. Fui al trabajo con dificultad. Las condiciones de mi trabajo son las siguientes: la mina donde trabajo dista de mi casa dos kilómetros. En la mina, moviéndose por unos corredores angostos y a veces de fuerte declive, hay que examinar cada uno de los 32 pozos; en ocasiones, uno tiene que arrastrarse o subir por las escaleras. El aire está impregnado de humo de materias explosivas, y allí donde hay incendio subterráneo, de óxido de carbono, todo el camino a recorrerse para visitar todos los pozos asciende por lo menos a cuatro kilómetros (he medido sobre el plano con precisión). Para regresar a casa hay que recorrer dos kilómetros. Después de la comida voy a la administración de la mina: un kilómetro, y otro kilómetro de regreso. De modo que mi viaje diario obligatorio, la mitad del mismo en un ambiente muy pesado, llega a diez kilómetros. En la mina me sentí tan mal que me caí, y faltó poco para que me aplastara un motor a nafta que arrastraba varias vagonetas con carbón. Me sacaron de debajo de las ruedas los operarios.

Por la mañana tomé dos vasos de agua, a la hora de la comida, un vaso de té sin azúcar. Luego dormí la siesta durante una hora. La garganta se halla fuertemente oprimida. Por la noche, durante el banquete en el casino, tomé un vaso de agua teñida de vino tinto. Siento un fuerte dolor de cabeza. Durante la hora del té en el casino, sentí que me desmayaba. Con mucha dificultad recogí todas las fuerzas y salí. La garganta está oprimida en forma insoportable. Pensé que ha aumentado considerablemente la presión de la sangre, a raíz de lo cual se ha hinchado la aorta. Tomé el pulso. ¡Resultó 80! De manera que el funcionamiento del corazón es normal, la aorta no puede estar sobrecargada, y es evidente que el aumento del espasmo en la garganta no depende del trabajo del corazón. Me desnudé y eché un clister (un litro de agua). Después del clister el dolor de cabeza disminuyó, y me dormí tranquilamente.

5º día: A la mañana otra vez dolor de cabeza; los ojos están hinchados pero, para sorpresa mía, me siento bien. Por el efecto del clister de la víspera, los excrementos son líquidos. Sin embargo, el caso del día anterior en la mina me asustó y me obligó a tomar por la mañana un vaso de té con una cucharadita de azúcar y dos cucharaditas de leche sin crema. Me sentí en seguida muy bien. En la mina recorrí los pozos sin dificultad, aunque al pasar por el humo, sentí que se me oprimía el corazón. A la hora de la comida tomé un vaso de té con limón sin azúcar y por la noche otro vaso de té con dos cucharaditas de jarabe de dulce de guindas. Siento opresión en la garganta, pero mucho menos que antes. El pulso por la mañana es 60, por la noche 60. Por la noche apliqué un clister de un litro de agua.

6º día: Me levanté con una sensación de admirable bienestar y ligereza. Es cierto que me desperté con un dolor de cabeza y los ojos un tanto hinchados, pero apenas había terminado de lavarme, cuando todo eso desapareció por completo. Establecí un nuevo régimen alimenticio: a la mañana un vaso de té con una cucharadita de azúcar y dos de leche; a la hora de la comida otro vaso de té con limón y una cucharadita de azúcar; a continuación la siesta de una hora, luego de un vaso de té con limón y una cucharadita de jarabe de guindas; a las 6 horas de la tarde un vaso de té con una cucharadita de azúcar y dos de leche; a las 9 horas de la noche, antes de acostarme, un vaso de té con una cucharadita de azúcar. No tomo agua. En total por día: cinco vasos de té liviano, cuatro cucharaditas de leche sin crema y cinco de azúcar o de jarabe.

Solo en esas condiciones tengo fuerzas para trabajar. Me pesé (sin ropa) −79 kg, o sea, en seis días perdí 3 kg 700 gr.

A la noche evacué el estómago; salió una mucosina de color rojo oscuro, en atención a lo cual no me apliqué el clister. Casi no hay opresión en la garganta. Sobre la lengua se nota un sedimento blanco con una franja parda. El pulso es de 60 y 75. Siento escalofríos.

7º día: Me siento tan lleno de bríos, ligero y bien, como no lo he experimentado hace mucho tiempo. La cabeza se halla completamente clara. En la garganta casi no se nota opresión alguna. El pulso es 75. Pienso tomar el té con azúcar (una cucharadita) solo antes de salir para el trabajo, o sea dos veces por día; mientras que los otros tres vasos, o tal vez dos, tomarlos con limón, pero sin azúcar.

17 de junio

Hoy ya ha pasado el 17º día de mi ayuno. A partir del 7º día en mi estado físico se produjo una crisis. Todo este tiempo me siento excelentemente. Duermo profundamente, me levanto sin dolor de cabeza, tengo la sensación de ligereza y de bienestar. Estoy lleno de energías; me vienen ganas de correr y de saltar y, sin embargo, hoy es el 17º día de ayuno. El espasmo en la garganta se hace sentir en forma muy débil y lejana. La lengua es blanca con una franja amarilla en medio. El pulso es por la mañana y durante el día 76-80; de noche, cuando me hallo acostado, es 60. ¡Pero es fuerte y regular! Me aplico los clisteres un día por medio, de un litro y medio cada uno. Lo único desagradable es el olor repugnante que sale de la boca. A juzgar por las notas de usted, eso es normal, porque confirma su teoría sobre la expulsión de los residuos "de abajo arriba", por la lengua; de ahí el olor a la letrina en la boca. Es realmente malo esto. Los nervios no pueden estar tranquilos. El hambre, desgraciadamente, no ha pasado. Cuando siento el olor a comida, tengo muchas ganas de comer. Hasta en sueños veo comidas sabrosas. Mi régimen alimenticio se ha reducido aún más. A partir del séptimo día tomo por día tres vasos de té con una cucharadita de jarabe cada uno y dos vasos de agua. Menos no puedo tomar, porque, de lo contrario, me pongo muy débil.

Mi estatura es de 1,75 m.

Antes del ayuno tenía el talle de 102 cm; el pecho de 110 cm y el cuello de 42 cm.

Mi peso antes del ayuno era igual a 82,700 kg, ahora 75,400 kg. Así que en el transcurso de 17 días rebajé 7,3 kg. Me parece que es poco, con el esfuerzo físico (movimientos) que tengo que realizar.

El profesor S. Meller escribe, en general, sobre el ayuno casi lo mismo que usted (excepto la teoría sobre la expulsión de los residuos por la boca), pero aconseja no ayunar más de 21 días. En su opinión es mejor realizar en un año dos o tres ayunos de 21 días, que de una vez de 30 a 40 días. Sostiene que al cabo de 21 días, la energía vital del organismo se debilita y el intercambio de sustancias que se observaba antes, cesa bruscamente, y empieza el agotamiento y el decaimiento de la vitalidad. Me quedan hasta el 21º día cuatro días más, pero yo seguiré ayunando hasta cuando pueda. Me parece que seré capaz de prolongar el ayuno durante muchísimo tiempo. Con tal que no me impida trabajar.

He terminado mi ayuno.

Resolví obedecerle a usted en todo y continuar mi ayuno hasta el 40º día, de ser ello posible.

Desde el 20º hasta el 30º día de ayuno mi estado físico, en general, siguió siendo excelente. A veces, cuando me esforzaba mucho durante el trabajo, se apoderaba de mí una debilidad extraordinaria, y yo tomaba varios tragos de vino blanco. Hacia el 22º día rebajé desde la iniciación del ayuno 10,300 kg. Continúo aplicándome clisteres. Al 25º día la lengua empezó a despejarse en la parte delantera; fue poniéndose rosada, pero en medio, sobre la capa blanca, se notan chorros de color pardo-amarillo. Entre el 27º y el 30º días siento un hambre intensa y 'vivísima'. No sé por qué, pero tengo ganas de comer cebolla y pescado salado. La carne me deja indiferente.

Al 30º día noto una disminución del peso a partir del comienzo del ayuno de 13,200 kg. Me examinó el médico búlgaro que antes me había encontrado la hinchazón del corazón. ¡Ahora, para su sorpresa, el corazón es completamente normal! Espero la purificación de la lengua, pero sufro un desengaño, pues pasa el 32º día, y el sedimento en la lengua no desaparece. A partir del 30º día empezó a segregarse una saliva repugnante, espesa, pegajosa, parecida a espuma. La escupo a cada instante. Mi esposa está triunfando: en su opinión, me voy convirtiendo irremediablemente en un 'camello rabioso'. Empecé a tomar agua de soda y enjuagar la boca con permanganato. Aumentó el hedor en la boca, y empezó a empeorar al estado físico general. A la mañana me levanté lleno de brío, pero hacia la comida ya me siento mal y por la noche expiró completamente, como esos cochinos de goma inflable que se venden durante el carnaval. Literalmente, no me sostienen las piernas. A partir del 36º día se ponen a doler el pecho, la garganta y las vías respiratorias. Tengo el aspecto de un cadáver. Los amigos afirman que, en vista de la carestía del entierro, conviene dejar el experimento. La muerte es una aventura demasiado costosa para un refugiado. ¡Pero... aguanto! La lengua no se despeja. Las manchas pardas palidecen, se ponen amarillas, pero no desaparecen.

Así llega el 39º día. Las fuerzas me han abandonado por completo. Yendo a la mina, me caigo dos veces por el camino. Pero la cabeza está despejada, no hay vértigos; lo único que ocurre es que se doblan las piernas.

Al 40º día sobre la lengua hay todavía el sedimento blanco, en su parte trasera, y en el mismo chorros amarillos. A partir del 36º día el hambre ha desaparecido; todo lo contrario: la comida me causa repugnancia. Al 40º día volví a experimentar un ligero ataque de hambre. En vista de la extenuación extraordinaria, resolví empezar a comer. A las 7 horas de la noche me apliqué un clister y comí (o bebí) medio plato de jarabe de una compota de manzanas; pero estas no las comí. Al 40º día me pesé. Son interesantes los resultados:

Hacia principios del ayuno yo tenía, con una estatura de 1,75 cm, un talle de 102 cm, un pecho de 110 cm y un cuello de 42 cm, un peso de 82,700 kg. Al cabo de 40 días de ayuno:

El talle, 83 cm; el pecho, 101 cm; el cuello, 38 cm; el peso, 66,300 kg.

El total de la disminución:

El talle, 19 cm; el pecho, 9 cm; el cuello, 4 cm; el peso, 16,300 kg.

De un modo particular han adelgazado las piernas, las caderas, el pecho, los brazos; sobre el vientre todavía quedaba la grasa subcutánea de modo que yo habría podido continuar el ayuno, pero durante el trabajo ya no me sostenían las piernas, y era necesario terminar.

Al 2º día tomé té con leche y dos veces por día sopa de legumbres (vegetariana) con municiones y una yema de huevo cruda. Galletas no comí. A la noche evacué el vientre con resultado escaso: evidentemente, los intestinos se hallan dormidos. Debilidad.

Al 3º día el estado físico excelente. Hambre. La lengua ha quedado limpia. Tomé dos vasos de café con leche, dos galletas y un pequeño pedazo de jamón sin tocino y un plato de caldo de gallina.

Al 4º día el estómago digiere excelentemente, pero los intestinos no funcionan. Me veo obligado a aplicarme un clister. Comí: caldo con huevo, galletas, compota y jamón, pero todo en pequeñas cantidades.

Al 5º día me puse a comerlo todo (pero no carne). A partir de entonces empezó a desarrollarse rápidamente el apetito y se inició el restablecimiento de las fuerzas. Los intestinos continúan funcionando flojamente (anemia). Me dirigí a un médico local ruso que también conocía la hinchazón de mi corazón y de mi aorta y no simpatizaba con mi proyecto de ayunar. Me sometió a un cuidadoso examen y al final reconoció que mi corazón había adquirido sus dimensiones normales y ya no padecía de gordura. 'Pero, dice, el éxito se explica por su fuerte organismo, cualquier otro correría el riesgo de morir'.

Sin embargo... a mí me parece que no es así. El hambre no puede traerle a nadie más que utilidad.

Esta es ahora mi convicción profunda. El médico me dió no sé qué gotas para los intestinos; las tomé durante varios días, y ahora todo va bien.

Ya han transcurrido tres semanas desde que yo terminé el ayuno. Me siento hombre joven, capaz de correr y saltar. Desapareció mi somnolencia y flojedad. Estoy lleno de bríos, fresco y apto para el trabajo. No como carne. Como legumbres, leche, arroz y frutas.

En los primeros 11 días aumenté mucho: ocho kilos. Me asusté y me refrené. Ahora mantengo el peso de 70 kilos.

De manera que le agradezco a usted de todo corazón, querido Alexi Alexéievich.

> En este caso, el organismo del enfermo se hallaba muy sucio, y por lo tanto, en los primeros días de ayuno, se libró de golpe una cantidad excesiva de residuos que no pudieron ser eliminados por el organismo y lo estuvieron envenenando temporalmente. Hacia el sexto día, el organismo logró despacharlos, y se estableció un 'excelente estado físico'.

La misma suciedad del organismo fue la causa evidente de que el proceso de la purificación no quedará terminado al 40º día, y se necesitaron para ello dos días más: la lengua se despejó al 43º día. Ese mismo día apareció un intenso apetito y otra vez un excelente estado físico que resultó ser firme.

Por más sorprendente que parezca para los recursos y éxitos comunes de la moderna Medicina la curación de un defecto tan orgánico como lo es la dilatación de la aorta, especialmente tomándose en consideración que el enfermo no dejó su pesado trabajo cotidiano y cansador justamente para el corazón, este caso no permite formular la suposición de que la dilatación de la aorta del paciente fuera solo imaginaria, solo un fenómeno de neurosis, y que los médicos se engañaran. El hecho es que el ayuno puede, en el transcurso de su proceso, corregir también lesiones orgánicas. He aquí lo que expone en su concienzuda obra *Les appetits et le jeune devant l'hygiene* (p. 43) el doctor Roux, sobre los resultados de su práctica con el método del doctor Guelpa, el cual consiste en la aplicación del ayuno en pequeños "paquetes" de tres a cinco días en serie, acompañado del consumo de agua mineral purgativa calentada, a razón de una botella por día, y para acelerar los resultados, de la autointoxicación adicional por medio de carne (?!).

La enfermedad de Hodgson, dilatación de la aorta. Aneurisma... El desarrollo de la enfermedad se detiene inmediatamente. Se produce una rápida y firme disminución de la presión arterial. Al practicarse el examen radiológico, se comprueba que las paredes de la aorta se van encogiendo poco a poco hasta su ancho primitivo. En correspondencia con eso, aclaran también las intransparencias patológicas. El autor no ha encontrado casos de cura fracasada al practicarse esta en forma seria.

Así que, el ayuno cura los tejidos no solo en su superficie, sino también en su interior. De las paredes de las arterias extrae todas las células morbosamente formadas y superfluas, y la arteria vuelve a sus dimensiones primitivas (al tratarse de la dilatación de la aorta) o recupera su elasticidad anterior (en casos de artritis).

¡Con un recurso tan extraordinario entre las manos, cuántos milagros puede hacer con sus enfermos un instruido y talentoso médico-práctico!

La pérdida del ochenta por ciento de la capacidad de trabajo general. El pulmón paralizado por la concreción volvió a funcionar. Dilatación de la aorta. Cura en treinta y cinco días
Carta de S. N. Durnovo (Belgrado), del 3 de junio de 1926:

Las causas que me indujeron a empezar el ayuno
Inicié el ayuno por dos causas: 1) me interesaba saber cómo yo iba a ayunar sin morirme de hambre, y 2) mi esposa ya hacía tiempo que se proponía realizar un ayuno, pero no se decida y un día resolví darle un ejemplo.

Mi edad y estado de salud

Tengo 60 años de edad, padezco de esclerosis y he sido herido en dos sitios: una bala me perforó el pulmón izquierdo y destrozó la extremidad de la novena vértebra de la espina dorsal, y la otra, tras de haber pasado por la parte inferior del corazón, quedó incrustada entre la 7ª y la 8ª vértebras de la columna vertebral. De resultas de estas heridas, se me produjo la concreción en el pulmón izquierdo y este dejó de funcionar, y se alteró la circulación de la sangre en la parte inferior del cuerpo, a raíz de lo cual sufro de las piernas y camino con dificultad. Además, a nueve centímetros de la columna vertebral, tengo rota la séptima costilla izquierda y, al realizarse algunos movimientos, la misma sale afuera causándome fuertes dolores. Debido a estas heridas, la Comisión Médica Oficial serbia reconoció que he perdido el ochenta por ciento de la capacidad de trabajo.

La iniciación del ayuno y el estado físico durante el mismo

Empecé el ayuno a partir de la noche del 14 de marzo y lo terminé el 18 de abril a la mañana, habiendo ayunado, así 34 ½ días.

Durante la primera semana el ayuno resultó muy difícil, principalmente debido a que tuve que dejar de fumar y tomar un té muy subido; yo no podía darme cuenta de si tenía más ganas de fumar o de comer, pero me inclinaba a favor de la primera suposición. A partir de la segunda semana empezaron a doler las cicatrices formadas en el interior por efecto de las heridas, y a partir de la cuarta, la costilla rota. Estos dolores sordos persistentes me trastornaban los nervios poniéndome sumamente irritable, de modo que para fines del ayuno fui poco menos que insoportable en la vida familiar. Para calmar los dolores empecé a vendarme fuertemente el tronco y el vientre, y esto me daba alivio. Yo no sentía vértigos, y aunque quedé debilitado, seguí yendo a pie al trabajo, recorriendo diariamente tres kilómetros. Terminada la primera semana de ayuno, yo casi no sufría de hambre y tampoco tenía muchas ganas de fumar. Durante todo el ayuno me persiguió la sensación del frío, y yo me abrigaba continuamente, pero sin resultado positivo. Luego dejé completamente de sudar, aunque antes sudaba muchísimo, sobre todo en la mitad izquierda de la cabeza y la cara. Finalmente, suspendí la siesta y empecé a dormir mal de noche; sentía continuamente una especie de excitación, y algo me atraía no sé adónde. Un detalle de interés: durante el ayuno dejaron de creerme el pelo y las uñas, lo cual me sorprendió muchísimo porque las uñas crecen aun a los cadáveres en los primeros días que siguen a la muerte.

El régimen durante el ayuno

Yo bebía cuatro veces por día: a las 6 horas de la mañana, a la 1, a las 5 de la tarde y a las 8 de la noche, cada vez una taza de agua hirviendo con un trocito de limón y medio terrón de azúcar (que yo comía aparte mientras bebía el agua). Al principio del ayuno agregaba a veces al agua una cucharadita de coñac, pero luego dejé de hacerlo, y durante la segunda mitad del ayuno, cuando me sentía, regresado del trabajo, singularmente cansado, tomaba el jugo de media naranja. Día por medio me echaba clisteres de un litro de agua tibia cada uno, y durante la 3ª y la 4ª semanas de ayuno tomaba yodo, a razón de dos gotas por día. (1)

Disminución de peso y temperatura

Al iniciar el ayuno, yo pesaba 71 ½ kg, al cabo de una semana, 66 kg, al cabo de dos, 64 ½ kg, al cabo de tres, 62 ½; al cabo de cuatro, 59 ½ kg; al cabo de

---

(1) Un desacierto: el trabajo que se desarrolla en el organismo es sin esto muy intenso y se ajusta a un esquema determinado bien conocido del organismo, y no hace falta trastornarlo.

cinco, 59 kg; es decir: durante la primera semana perdí 6 ½ kg; durante la segunda, 1 ½ kg; durante la tercera, 2 kg; durante la cuarta, 3 kg; y durante la quinta, ½ kg; en total, 12 ½ kg. La gran pérdida del peso durante la primera semana se explica por el hecho de que en esa época principalmente se limpió el estómago. Del mismo modo, en la cuarta semana al 25º día, después del clister salió una gran cantidad de excrementos viejos de un color completamente negro: probablemente el sedimento del intestino ciego.

Mi temperatura normal es de 36,6 °C. Cuando yo empecé a ayunar, la temperatura fue bajando y para fines de la primera semana llegó a 34, 8 °C, nivel en el que se mantuvo durante todo el ayuno sin oscilaciones.

El estado de la lengua

La lengua no la sometí a observaciones regulares: no tuve paciencia. Solo puedo decir que estuvo tapada de un modo particular durante la 4ª, y parte de la 5ª semana, período en el que la saliva fue muy pegajosa y espesa. Además, en el curso de la 3ª, la 4ª y la 5ª semanas, se me segregaba abundantemente una flema pegajosa y espesa. El olor que salía de la boca era repugnante, pero yo lo eliminaba por medio de yodo, de manera que yo mismo no lo percibía mucho. En cuanto al color del sedimento sobre la lengua, no lo tuve ni de color marrón ni de amarillo oscuro. La capa que cubría la lengua fue blanca y, durante la 5ª semana de ayuno, los bordes de la lengua eran rojos y el medio de color amarillo claro.

La terminación del ayuno

El domingo 18 de abril resolví recibir la Santa Eucaristía. La noche de la víspera me sentía muy mal y en la mañana del 18 aún peor. Sin embargo, me decidí a ir a la iglesia. Al salir a la calle me sentí mal: todo se puso oscuro ante los ojos, y me vi obligado a entrar en el comercio más próximo. Tras de haber recobrado un tanto los sentidos, quise regresar a casa, porque era evidente que en el estado en que me encontraba, no sería capaz de llegar hasta la iglesia. Al mismo tiempo, en vista del malestar experimentado, resolví poner fin al ayuno. Cuando dije a mi esposa de mi intención, ella me pidió que le enseñara la lengua y, al verla, me dijo que estaba del todo limpia. En ese momento no le di fe y no me miré al espejo, pero al cabo de dos o tres horas, ya después de haber tomado leche y comido una galleta, lo hice y comprobé que mi lengua estaba completamente despejada y ostentaba toda un color rojo.

Durante los primeros dos días después de haber empezado a comer, yo sentía una intensa debilidad, especialmente el primer día: fui poco menos que incapaz de caminar. Al tercer día, en cambio, me restablecí por completo y empecé a sentirme aun mejor y más fuerte que antes del ayuno. Los dolores en el costado izquierdo que me molestaban tanto antes desaparecieron el primer día en que empecé a comer nuevamente, pero la irritabilidad se prolongó aun por varios días.

Después del ayuno, el apetito reapareció en seguida, y la comida me pareció sumamente sabrosa.

El régimen después del ayuno y las consecuencias de la alimentación equivocada
Ese día empecé a comer cada vez de a poco: tomaba solo leche y quefir [*sic*.] con galletas, comía polenta de tapioca y de grano saraceno, ricota, leche cuajada, y, a partir del segundo día un huevo semiblando por día. Pero ese régimen lo observé solo durante tres días, y a partir del cuarto volví a mi régimen acostumbrado, es decir: a las 5 horas y media de la mañana empecé a tomar café con leche y pan, comer a la 1 y media de la tarde y cenar

ligeramente y a tomar té a las 8 horas de la noche, dejando de observar dieta alguna. De resultas de todo eso, a partir del sexto día empezaron a hinchárseme los pies en las plantas y los tobillos, y en los tobillos se hincharon hasta tal punto, que se agrietó la piel. A mi esposa, que ayunó junto conmigo y se alimentó luego en la misma forma que yo, se le hincharon los pies ya al quinto día, y de entrada en grado considerable. Ella se dirigió al médico Bentzelevich, quien, al enterarse de que ella después del ayuno ya al cuarto día había vuelto a la alimentación común, declaró que la hinchazón de los pies es la consecuencia del no seguimiento de la dieta, y le recetó comer seis veces por día y tomar gotas etero-valeriánicas, a razón de quince cada vez. Mi esposa atendió esa prescripción, y la hinchazón de los pies se le pasó al cabo de tres días. Para mí, en cambio, esa forma de alimentación era incómoda y yo continué mi régimen acostumbrado, a consecuencia de lo cual la hinchazón de los pies me duró mucho, y aun ahora, pasadas seis semanas después del ayuno, los tengo aún un tanto hinchados.

Los resultados del ayuno

Según ya lo he dicho más arriba, en mi pulmón izquierdo había, de resultas de una herida, una concreción, y este pulmón no funcionaba desde hacía once años. Después del ayuno, en cambio, volvió a funcionar. Ya en la quinta semana empecé a notar que se ponía a resonar la parte izquierda del pecho. Una semana después del ayuno me dirigí al médico, quien me sometió a un examen y dejó constancia de que mi pulmón izquierdo funcionaba. Además, el médico me manifestó que a la sazón se me notaban solo débiles indicios de esclerosis, mientras que antes del ayuno esta enfermedad se hallaba bastante desarrollada en mí.

Estado físico después del ayuno

Mi estado físico ha mejorado mucho después del ayuno; ahora ya no me canso tanto durante la marcha, y después de la comida ya no siento una debilidad general y la incapacidad total para el trabajo, lo cual antes era la consecuencia de la esclerosis. Luego, se me alteró el gusto: empezó a gustarme la leche, que antes no podía soportar, y ahora ya no me gusta tanto la carne, sin la cual no podía pasar antes, pues constituía mi principal y único alimento. En los primeros 10 días que siguieron el ayuno, yo, a pesar de un buen apetito, tenía en la boca una aguda sensación de acidez; para hacerla desaparecer me puse a fumar nuevamente, aunque esto me repugnaba más bien.

El ayuno de mi esposa: su edad, estado de salud y causas que la indujeron a realizar el ayuno. Mi esposa tiene 45 años de edad

Ya hace veinte años que padece de una esclerosis local de tímpanos, a raíz de esto oye muy mal, de una digestión deficiente y de la dilatación de la aorta, dolencias que la hacían sufrir mucho del calor, la privaban de sueño y le causaban dolores de cabeza, de suerte que ella se veía en la necesidad de aplicarse continuamente fomentos fríos en la cabeza. Después de haber leído en *Novoie Vremia* los artículos de usted, resolvió ayunar, tratando así de aliviar la enfermedad del corazón y mejorar el oído.

La iniciación del ayuno, estado físico durante el mismo régimen, temperatura y pérdida del peso

Empezó mi esposa a ayunar juntamente conmigo y puso fin al ayuno al mismo tiempo que yo, o sea ayunó durante 34 ½ días.

Soportó el hambre con dificultad en la primera semana, y aun con mayor, en la última. Pero, en general, se sintió ligera y con bríos, y durante todo el ayuno siguió trabajando (ahora es costurera). Mantuvo el mismo régimen que yo. La temperatura la tuvo siempre normal de 36,6 ºC. Todos los procesos fisiológicos femeninos transcurrieron en forma normal, sin dolores y a tiempo.

Pesaba mi esposa antes del ayuno 61 kg. Rebajó: en la primera semana, 5 kg; en la segunda, 1 ½ kg ; en la tercera, 2 ½ kg; en la cuarta, 2 ½ kg y en la quinta ½ kg. En total 12 kg.

Fin del ayuno

Mi esposa dejó de ayunar cuando su lengua no se había purificado aún del todo (ella tampoco tuvo colores amarillo oscuro y pardo en la lengua), a consecuencia de ello sintió en los primeros días después del ayuno una ligera indisposición, aunque el apetito era bueno.

Como que después del ayuno ella, al igual que yo, no había observado debidamente la dieta, también a ella se le hincharon los pies, pero una vez que había vuelto la dieta, la hinchazón se le fue.

Estado físico después del ayuno y sus resultados

Después del ayuno, el estado físico de mi esposa es bueno. El estómago se le repuso completamente; ella empezó a oír un tanto mejor, y la enfermedad del corazón se le curó del todo.

El médico Bentzelevich que le asistió después del ayuno la examinó y comprobó que su corazón está completamente sano y funciona en forma normal. Ahora soporta bien el calor y la presión atmosférica pesada, duerme bien y ya no recurre a fomentos fríos.

Al final tengo que manifestar que la cura por medio del ayuno ha mejorado apreciablemente nuestra salud, y yo juntamente con mi esposa, le expresamos, estimado Alexi Alexéievich, nuestra sincera y profunda gratitud por habernos inducido con sus artículos a experimentar ese método curativo.

En este caso interesante queda sin aclarar: ¿por qué no tuvo el señor D. en los últimos diez días el trasudor pardo?; ¿por haber tomado yodo, abreviando así el proceso y no dejándolo penetrar hasta el fondo? o, simplemente, ¿por no haber esperado el momento en que ese trasudor hubiese aparecido? Las circunstancias que acompañaron la terminación del ayuno del señor D. admiten varias suposiciones. Yo, personalmente, no tuve la oportunidad de verlo ese día. La hinchazón de los pies después del ayuno fue provocada por una alimentación equivocada y la falta de economía racional en el gasto de las nuevas energías psíquicas adquiridas a raíz del ayuno, economía necesaria en las primeras semanas después del mismo.

La transición del ayuno completo a la alimentación normal se efectúa tranquilamente en dos días, si 1) se mastica bien y 2) se come cada vez de a poco. No hay que demorar esa transición. Después de la primera semana conviene abstenerse de la comida excesiva.

El fortalecimiento general del organismo mediante un ayuno prolongado. Cada cual puede ser médico para sí mismo

Mi ayuno de cuarenta y un días lo terminé con toda felicidad el 13 de este mes.

Ya hace tiempo que estoy familiarizado con la utilidad de reducir la alimentación, habiéndome curado así veinte años atrás del catarro del estómago y la enfermedad del corazón. Aquí en Serbia, después de tres años y medio de trabajos muy pesados acompañados de noches sin dormir, se me enfermó nuevamente el corazón. Con mucha inquietud por mi corazón me dirigí a mi nuevo trabajo en el centro de Montenegro, donde tendría que caminar mucho por las montañas. A pesar de eso, la reducción de la alimentación también allí restableció el funcionamiento normal de mi corazón. Permanecí allí más de un año y medio, con el corazón y todo el resto del organismo sanos. Regresado de allá a condiciones más tranquilas de trabajo, sin las difíciles marchas por las montañas, empecé a engordar en forma tal, que resolví curarme mediante la reducción de la alimentación y una vida más movida. En primavera del año pasado reduje mi comida acostumbrada seis veces; me levantaba antes del amanecer, a las 2 ½ o 3 de la madrugada, y luego corría descalzo dos kilómetros para bañarme. Después del baño volvía a casa también corriendo. En todo ese trecho descansaba al principio con mucha frecuencia, pero luego no más de tres o cuatro veces. Me bañaba tan temprano, porque no tenía más tiempo y también por la ausencia del público, a quien habría parecido extraño semejante pasatiempo de un hombre de edad avanzada. Me bañaba y corría sin interrupciones, todos los días, aun con lluvia y viento, al no ser excesivos. El resultado fue espléndido. La gordura y la propensión a ella desaparecieron; me torné ágil, ligero y lleno de energías. Empecé a dar fácilmente vuelcos sobre el trapecio (hasta

10 veces seguidas) instalado en mi casa, lo cual no podía hacer antes desde ya hacía quince años, de manera que ya había llegado a la conclusión de haber perdido para siempre esta aptitud. Habiendo conseguido más de lo que yo deseaba, aumenté la comida hasta la mitad de mi porción acostumbrada, pero continué las corridas a pies descalzos, la gimnasia y los baños diarios hasta el mes de noviembre inclusive, sintiéndome espléndidamente y provocando la admiración del sereno y de los pescadores por la facilidad con que aguantaba el frío matutino y el agua fresca. De día yo no descansaba nunca ni lo hice en esa época, pero me acostaba temprano, a más tardar a las 8 y, a menudo, a las 7 horas. Mi comida era el 'kachamak', que yo conocí y aprendí a gustar y apreciar en Montenegro.

El 'kachamak' montenegrino se prepara así: en agua hirviendo salada se echa una porción igual por su volumen de harina de maíz (indiferentemente, blanca o amarilla). El fuego se disminuye. Se deja hervir el agua durante bastante tiempo, cuanto más tanto mejor, de 20 a 30 minutos, según sea el caso. En ese tiempo, la harina (que se echa en el agua sin mezclar) se calienta hasta alcanzar la temperatura del agua. Luego la olla se quita del fuego, y se revuelve su contenido rápidamente con un cucharón. La harina calentada se cuece en seguida mezclándose con agua hirviendo, y se obtiene un sabroso pan cocido, el 'kachamak'. Toda la dificultad consiste en el acto de mezclar. Tanto en Montenegro como después en otros países, yo me alimentaba y me sigo alimentando con ese pan, comiéndolo con tocino o leche, pero, por lo general, simplemente con té o con agua. La porción de 'kachamak' que yo acostumbraba comer de una vez era de medio litro de agua sobre medio litro de harina. Pero luego tomaba un poco más de agua y me preparaba una comida líquida, la 'mamaliga', no tan difícil de revolver. Cocía yo la comida sobre un 'primus'; echaba la harina sobre el agua hirviendo y la dejaba hervir unos diez minutos, luego sacaba la olla. Si se quiere obtener una comida aún más líquida, se puede echar la harina en el agua hirviendo y revolverla en seguida. Resulta barato, rápido, nutritivo y sabroso, sobre todo, cuando se come con el apetito de un hombre que acaba de sentir hambre. Más tarde disminuí esa porción 6 veces, y a continuación y ahora, hasta la mitad.

Alimentándome con 'kachamak' ya hace tiempo (casi tres años) he olvidado el camino a las panaderías y las carnicerías; pero el tocino lo como, resulta muy bien con el 'kachamak'.

Ahora bien, los hombres parecen no querer saber nada de una cosa tan exquisita, aunque a veces se ven forzados a pasar hambre.

De las propiedades curativas y la utilidad del ayuno completo yo no sabía, ni había leído ni oído hablar nada, hasta que leía los artículos de usted 'Sobre la cura mediante el hambre'. Naturalmente, me sentí profundamente interesado, tanto más cuanto que el funcionamiento de mis intestinos dejaba algo que desear. Además, hacía falta mejorar la vista y el oído y en general rejuvenecerme: tengo 58 años de edad.

Tomando en consideración la reducción de alimentación practicada por mí antes y que se aproximaba al ayuno completo, pensé que me encontraba bien preparado, 'entrenado', para soportar hambre, y no dudé ni un instante. Habiendo resuelto ayunar, me puse a elegir el momento apropiado, lo cual, en las condiciones en que me encontraba, no era tan sencillo.

El primer ayuno, en enero de este año, tuve que suspenderlo a los 10 días de iniciado, debido al aumento del trabajo físico.

El segundo, en febrero, por la misma razón, a los 9 días.

Suspendido este último ayuno, no suspendí los clisteres y proseguí su aplicación diaria –en son de experimento– durante un mes y medio más, atribuyéndoles enorme importancia como procedimiento para aliviar, si no eliminar por completo, la lucha del organismo con los venenosos residuos perjudiciales para él que quedan detenidos en los intestinos y no sale de allí sin ayuda del clister; así, el organismo se ve en la necesidad de soportar esta cloaca, asimilándola. Cabe decir aquí que hasta ese tiempo yo nunca había recurrido a clisteres, tratándolos con repugnancia. Pero las consideraciones expresadas por usted en sus artículos me indujeron a cambiar de opinión y hacer una enérgica aplicación de clisteres. El procedimiento era el siguiente: el recipiente colgado en la pared a una altura un tanto superior a la del hombre; el tubo es largo. Me acerco, me inclino, y todo está listo. Luego me acuesto en el lecho de espaldas, levanto las piernas, sostengo la espalda con las manos, doblo las piernas más allá de la cabeza, alcanzando con las puntas de los pies las tablas de la cama detrás de la cabeza; a continuación enderezo las piernas y cuento despacio hasta 150. Después me levanto; esto es todo. El agua del clister sale en 7 a 10 tiempos en el transcurso de 45 minutos a 1 hora. Al principio aparece pura agua, y más tarde, al parecer desde muy adentro, la 'cloaca'. En ese tiempo, hasta la terminación del clister, hago gimnasia con el tronco: me doblo en todas direcciones, me enderezo en forma violenta, estiro fuertemente los brazos hacia arriba, y finalmente, doy un vuelco sobre el trapecio, me apoyo sobre las manos, me estiro hacia arriba a todo el largo de los brazos extendidos y en seguida me dejo caer, también a todo el largo de los brazos extendidos, agarrándome fuertemente al palo del trapecio. El resultado de la constante aplicación diaria de clisteres fue magnífico. El intestino empezó a funcionar como en los tiempos de mi juventud, o sea en forma perfecta. Al mismo tiempo me puse aún más sano, según todos lo notaron, adquirí un aspecto más joven, y engordé. Pero esta gordura, que un año atrás me molestaba y me hacía buscar medios para deshacerme de ella, ahora no me causaba trastorno alguno: yo caminaba ligeramente, corría, hacía ejercicios gimnásticos sobre el trapecio, estaba lleno de bríos y de agilidad. Era una gordura uniforme, y no solo una panza, la cual casi no aumentó.

Sintiéndome muy bien y con un peso de 79 kilos, normal para mí, empecé el tercer ayuno a partir del segundo día de Pascua, o sea el 3 de mayo próximo pasado. La víspera y (por segunda vez) al día siguiente tomé un purgante –una cuchara de sal de Carlsbad en agua tibia. Ese día 3 de mayo, no comí ni bebí nada, para en seguida acostumbrar el organismo a la abstención completa de la comida y hasta toda idea relativa a ella. Durante los siete días que siguieron tomé agua sin hervir con limón, medio litro, y aun menos, por día. Tenía poco apetito, y quise seguir así durante 15 o 20 días, continuando mis ocupaciones y mis largas caminatas; pero el 9º día sentí fiebre comprobada con el termómetro (la tomé tres veces por día), y por lo tanto dejé el agua y empecé a tomar té, a razón de tres tazas por día, con tres terrones de azúcar y tres cucharaditas de vino. Apenas me había librado sin recurrir a remedio alguno de la fiebre, cuando al 20º día aumentó inesperadamente mi trabajo –todo el día caminando y de pie (desde las 6 horas de la mañana hasta las 6 de la noche), y, además, debido a condiciones especiales, hacía falta poner de manifiesto bríos singulares, mientras que en realidad yo tenía vértigos y tambaleaba. Había que abandonar el ayuno o aumentar la alimentación. Me daba lástima hacer lo primero, ya que había transcurrido la mitad del plazo.

Además, ¿quién sabe si se iba a presentar otro momento oportuno? Aumentó la porción de azúcar hasta 7 terrones por día, el vino hasta 10 cucharadas y el limón hasta tres cuartos por día. Solo en esas condiciones podía hacer mi trabajo, sin correr el riesgo de comprometer mi situación material y convertirme en un ayunador por obligación, y ello durante un tiempo indeterminado. En todo el transcurso del ayuno, la lengua permaneció limpia, de no contar una pequeña capa pardusca en la base de la lengua. El apetito también se hacía sentir durante todo el tiempo, especialmente si me movía mucho. Tuve menos ganas de comer durante los primeros ocho días, cuando tomaba solo agua sin hervir. A continuación, empero, cuando empecé a tomar té con azúcar, la comida casi no se me quitaba de la cabeza. Considero que mi suposición sobre el efecto de los clisteres cotidianos en el sentido de la purificación del organismo, quedó comprobada. La lengua limpia y el apetito los atribuyo a los clisteres cotidianos profundos de dos litros de agua.

En la última década, la cuarta, me echaba un clister dos veces por día –uno a la mañana, otro a la noche–, de dos litros cada uno. Hay que tomar en consideración también los clisteres diarios del segundo ayuno (el anterior). Este lo suspendí al 9º día, mientras que los clisteres los proseguí durante un mes y medio más después de terminado el segundo ayuno. Ahora estoy plenamente convencido en que los clisteres son inocuos y de gran efecto curativo; el organismo y los intestinos no se acostumbran en lo más mínimo a los mismos, y una vez suspendidos estos, el funcionamiento del aparato digestivo se desarrolla en forma más perfecta que antes.

En general, este ayuno tuve que llevarlo a efecto en condiciones difíciles: desde las 6 horas de la mañana hasta las 6 de la noche de pie. En el último período del ayuno, los pies no caminaban solos, sino que a cada paso hacía falta mandarles que marcharan. La tenacidad fue muy escasa, pero para un esfuerzo breve las fuerzas físicas bastaban durante todo el ayuno. Cada mañana yo daba dos, tres vuelcos en el trapecio. Los días domingos pasaba el tiempo en la orilla del río, bañándome y luego permaneciendo acostado al sol a la espera de que se secara la ropa interior, que yo lavaba con bastante cansancio, de paso sea dicho. En la mañana del 3 de mayo, yo pesaba 79 kg; ese día inicié el ayuno. En la mañana del 13 de junio, domingo, mi peso era de 60 ¼ kg. Ese día empecé a comer nuevamente.

Ayuné durante 41 días, perdiendo 18 ¾ kg, o sea poco menos de 19. Semejante pérdida de peso demuestra cuán difíciles eran las condiciones en que transcurrió el ayuno, a pesar del empleo del azúcar, vino y limón. Sería interesante saber en qué condiciones ayunan los ayunadores profesionales: ¿emplean azúcar y algún alimento más, y cuánto pierden de peso?

Me considero en general sano y bien endurecido. No tengo miedo de mojarme ni de resfriarme por efecto de una corriente de aire. No me asusta el agua fría: tuve a veces que bañarme, rompiendo el hielo delgado con las manos y el cuerpo. Camino y corro fácilmente descalzo en tierra pedregoza [sic.] y por la nieve. Tuve siempre un apetito enorme, tardaba mucho en saciarme, y por lo tanto, podía fácilmente comer dos veces seguidas. Ahora, después de este ayuno completo, el estómago da la impresión de haber quedado encogido; con una porción de comida igual a la mitad de la anterior se llena el estómago por completo, mientras que antes yo nunca experimentaba tal sensación.

Me parece que en los dos primeros días que siguieron al ayuno, comí en exceso (contra lo cual usted ha prevenido); el pie derecho junto a la planta se hinchó a pesar de que el corazón funciona, al parecer, normalmente. Ya he engordado mucho. Hoy, al 11º día después del fin del ayuno, mi peso alcanza a 70 ½ kg. En cuanto a la comida, soy bastante indiferente. El 'kachamak' me satisface plenamente.

Para mí, fuera del 'kachamak', la sal y el agua, todo lo demás es superfluo. Hasta el té y el azúcar me parecen un tributo al golosismo, o sea una cosa innecesaria. En Montenegro, durante un período de más de ocho meses, me alimenté solo con 'kachamak' con sal y agua, sin tocino, azúcar, etc., etc., y no estuve más flaco ni débil de salud que todos los demás. Pero comía mucho, hasta medio litro de harina y medio litro de agua a la vez, cuatro veces por día, sin contar el agua tomada aparte.

El hambre no me causó mayores sufrimientos. En la vida cotidiana, a veces el hambre se hace sentir en forma más molesta a la espera de la comida, que durante el ayuno completo. Si las sandías no son demasiado caras acá (en su temporada, naturalmente), ensayaré ayunar alimentándome solo con ellas. Ya lo he experimentado en parte, y considero que las sandías son muy útiles para el estómago.

Al terminar esta carta, le agradezco a usted muchísimo por sus comunicaciones sobre el bien que hace el ayuno. – V. Dokukin.

23 de junio de 1926

Naturalmente, el endurecimiento del organismo del señor Dokukin es una excepción. Su relato acerca de la forma cómo se entrenaba es muy instructivo. ¡Todo depende del hombre y de su deseo, deseo efectivo!

Las desviaciones en los síntomas exteriores de su proceso solo confirman mis ideas y suposiciones acerca del mismo. Los clisteres reforzados de dos litros abrieron una nueva salida para las cenizas del organismo, el que ya antes se encontraba insólitamente purificado por todo el régimen anterior del señor Dokukin (¡harina, sal y agua!), lo cual, como es natural, redujo el trasudor en la lengua; así y todo, la mancha parda apareció en ella junto a la base, es decir, sobre los montículos *papillae circumvallate*. El apetito, debido a esfuerzos continuos, no pudo, naturalmente, desaparecer por completo, pero el señor Dokukin ensayó agregar un poco de azúcar y procedió con acierto: pudo continuar el trabajo y llevar a cabo el ayuno. El *kachamak* –lo he probado– es sabroso (se parece, si es de harina blanca, a polenta de mijo seca), nutritivo y de fácil digestión.

Adiposis general (peso del cuerpo 111,5 kg). Gran debilidad general. Dilatación de la aorta. Enfisema de los pulmones. Contusión. Dilatación de tendones. Vicio de fumar mucho

Por medio del ayuno se puede curar, como queda comprobado, no solo la dilatación de la aorta, sino también el enfisema de los pulmones, o sea la pérdida de elasticidad de los tejidos, debido a la cual los pulmones pierden la capacidad de expulsar completamente el aire absorbido y el enfermo se siente ahogado.

Miguel Antonovitch Mirgordsky (Burgas-Bulgaria). Cuarenta y siete años de edad. Inválido en un 70 %. Según el último examen médico realizado en 1923 en este enfermo, fue comprobado lo siguiente:

1. Defecto compensado del corazón.
2. Adiposis del corazón.

3. Dilatación de la aorta.
4. Enfisema de los pulmones.
5. Hígado enfermo.
6. Esclerosis general liviana.
7. Hernia de ingle.
8. Contusión en la cabeza y en la pierna.
9. Hemorroide.
10. Espasmos intestinales.

A mitad de cuaresma, el señor M... [*sic*.] y escribe, el 17 de junio de 1926, a sus parientes en Belgrado:

> Hoy es el 24º día de mi ayuno. Me siento bien, el estado de ánimo es excelente y mi aspecto completamente satisfactorio. Algunos encuentran que, de no saber que estoy ayunando, habrían atribuido el cambio producido en mi exterior a alguna enfermedad muy liviana de dos o tres días de duración. Si todo va tan bien como hasta la fecha, aguantaré el plazo completo del ayuno.

Una semana más tarde su esposa escribe:

> Hoy se ha cumplido el 30° día que mi esposo está ayunando. Se siente bien físicamente. En los últimos días empezó a sentir alguna debilidad. Pero está nervioso e irritable. La única esperanza que me sostiene es que luego será mejor. Se nota un cambio enorme en la respiración. Ya no se ahoga, marcha rápidamente y puede caminar mucho, lo cual no podía antes en forma alguna.

Los resultados según el diario del mismo señor M... [sic.] y:

Ayuno durante 40 días.

He perdido 24 kg de los 111 ½ que tenía antes del ayuno. Antes del ayuno yo era tan débil, que solo podía hacer trabajos livianos en casa. Con los primeros días de ayuno, las fuerzas fueron en aumento. Al quinto día me dirigí al correo; comúnmente recorría esa distancia en 24-25 minutos, ahora lo hice en 14.

Una sensación peculiar de debilidad a partir del 19º día: "El estado físico es muy bueno, pero durante el trabajo empiezo a cansarme mucho más pronto que hace una semana". 20º día: "Camino y trabajo con mucha facilidad, pero con todo se experimenta cierta debilidad." 23º día: "Serrucho leña, camino, la parto, la llevo, todo esto con facilidad, pero me canso relativamente pronto". Esta debilidad peculiar por falta de alimentación, tenue y extendida por todo el organismo pero que no impide trabajar y tampoco quita la gana de hacerlo, se siente constantemente en la segunda mitad del ayuno. Repito, no impide continuar las ocupaciones acostumbradas.

El enfisema de los pulmones despareció por completo. Ya al segundo día:

(...) me pareció respirar con más facilidad. Antes, durante el sueño, roncaba mucho, molestando a otros. Ahora ya no ronco más. Es evidente que el estado general de la caja torácica ha mejorado muchísimo, desapareciendo en ella todas las hinchazones e inflamaciones.

La ausencia temporal del médico que atendía al señor M. no permitió, para la salida del libro, aclarar con precisión el estado del corazón del enfermo al finalizar el ayuno, pero, como escribe el mismo señor M.:

> A mí me parece que el corazón ha mejorado; por lo menos, no lo siento tanto como antes.

> (...) Los dolores en la planta del pie derecho originados por una contusión, dilatación y un golpe, han desaparecido del todo. Idénticos dolores en el pie izquierdo se han reducido a la mitad. Yo los tuve desde el año 1902.

> (...) Estos dolores disminuyeron considerablemente ya a partir del 10º día de ayuno.

Preparándose para el ayuno, el señor M., tres semanas antes, dejó de fumar. Fue muy difícil aguantar la privación. Pero con la iniciación del ayuno, nació una repugnancia hacia el humo de tabaco, y el señor M. abandonó el vicio por completo.

El apetito se hacía sentir durante los primeros días, especialmente a las horas habituales de comer. Al 40º día, el ayuno fue interrumpido por motivos personales, aunque el proceso, al parecer, aún no había terminado: la lengua era roja, pero el apetito faltaba. Probablemente, el proceso fue detenido por el estado de abandono en que se hallaban los intestinos. Los clísteres no pudieron limpiarlos completamente hasta el mismo fin del ayuno. En general, el estado verdadero de sus intestinos resulta para muchos un secreto absoluto hasta que emprendan un ayuno que lo revele. Conozco el caso señor R. F. E.: su lengua no se despejaba hasta el 46º día de ayuno, cuando se le aplicó un clister (después de una serie de otros aplicados anteriormente) que, inesperadamente, dio toda una "cloaca". Al día siguiente –el 47º– la lengua se despejó y se hizo sentir el apetito. Un caso parecido es, evidentemente, también el del señor M. Que el proceso de purificación no llegó a su término, lo prueba la ausencia de manchas amarillas y pardas sobre la lengua en los últimos diez días de ayuno.

Enfisema de los pulmones, asma. Afición invencible al tabaco
La carta del ingeniero I. de Bondi (Varsovia), del 24 de abril de 1926:

> A causa de los trabajos submarinos en Port Arthur empecé a padecer de enfisema de los pulmones, el cual se agravó por la afición al tabaco que hasta la fecha no puedo dejar. Tengo la respiración dificultosa y una tos persistente con abundante secreción de flema; en lo demás estoy bien de salud, pero la tos y la respiración deficiente me matan toda la energía y capacidad de trabajo.

La carta del 4 de junio de 1926:

> Hoy es el 30º día de mi ayuno. Transcurre en forma excelente, en contraste con lo que yo esperaba. En la primera semana yo me resfrié y durante cuatro días permanecí en cama con una angina y una fiebre de 40 ºC, pero no suspendí el ayuno.
>
> El asma empezó a ceder ya en las primeras semanas. Ahora puedo caminar fácilmente sin trastornos de respiración y subo al cuarto piso corriendo, cosa en que no podía siquiera soñar ya hacía muchos años.

El estado de ánimo es magnífico. No siento ninguna nerviosidad; tampoco me la notan los que me rodean. Al vigésimo día resolví dejar de fumar, y esta operación que antes me resultaba completamente imposible, pasó ahora sin ningún tropiezo, y ya no siento más deseos de fumar.

En la cuarta semana, la lengua empezó, al parecer, a despejarse, pero luego se tapó de nuevo fuertemente; el gusto en la boca es repugnante –es la única faz desagradable del ayuno.

Perdí 15 kg; la circunferencia del talle disminuyó 15 cm.:

Peso:	Estatura:	Talle:	Cuello:
4 de junio: 72,250 kg.	1.68 m.	98 cm.	38,5 cm.
5 de julio: 59,000 kg.	–	83 cm.	36,5 cm.

Parece que todo marcha normalmente y en forma excelente, pero empieza a fastidiarme.(2)

La lengua está tapada más en medio, y en los costados no hasta la punta; junto a la base más. Al aplicarse clisteres, continúa hasta ahora la eliminación de residuos, porque dudo de que su cantidad tan elevada pudiera ser el producto de la combustión del organismo sin alimentación.

---

(2) Una observación muy acertada y común para muchos: al iniciarse el ayuno, hay que ocupar de antemano todo el tiempo que queda libre para la suspensión de los almuerzos, comidas y cenas. Recomiendo dos libros: *The New Dietetics* del doctor I. H. Kellog (Estados Unidos, Michigan); y *Le traité de medicine d'alimentation* por el doctor P. Carton. Ambos, con enorme provecho para el lector, le proporcionarán un mes de asidua lectura; cada uno de esos libros puede leerse varias veces.

Lo que me sorprende particularmente es que no se produce ningún decaimiento de las fuerzas; al contrario, la debilidad originada por la angina, el empleo de aspirina y por las transpiraciones, ya hace tiempo que ha desaparecido, de modo que el estado físico es excelente.

La carta del 8 de junio de 1926:

Ha terminado el ayuno en forma bastante vergonzosa: una semana antes de tiempo, o sea al 33º día. Me asustó mi pulso: 42 en lugar de las habituales 62 pulsaciones; además, era muy débil, aunque no se notaba ningún decaimiento de fuerzas. La lengua no se ha despejado, y el olor en la boca no apareció.

A fines de la primera semana de haber empezado a comer observé que se me hinchaban las piernas, de las rodillas para abajo. Me puso a comer en forma más moderada y con mayor cuidado, y al cabo de una semana la hinchazón desapareció, pero empezó a salir sangre del intestino recto. Este último fenómeno duró con bastante intensidad una semana, pero luego desapareció también. Ahora el organismo parece volver a su estado normal.

Todavía no he probado carne; tampoco lo quiero, hasta tanto sea posible.

La tos no se hizo presente y desapareció, al parecer, por completo, aunque a veces se segrega la flema en forma fácil.

He conseguido dejar de fumar con ayuda del ayuno, y ahora, transcurrido un mes después de su terminación, solo por momentos viene el deseo de fumar, fácilmente vencible (mediante una aspiración profunda). Ahora mi peso es de 66 kg, o sea aumento en un mes 8 kg; me propongo mantenerme a este nivel.

El estado físico es tan bueno, que mañana me pongo en marcha de pie para hacer un peregrinaje a Tchenstajovo; son 230 km. Agradezco a usted una vez más por sus indicaciones.

Que en la quinta semana de ayuno el pulso pierda su intensidad, es naturalmente una cosa bien lógica. Pero la importancia de sus alteraciones debe determinarse de acuerdo con otros datos: la temperatura, el estado físico, etc. En ese tiempo, el régimen interior del hombre y su tono son completamente distintos que durante la alimentación normal por el estómago. El gasto de combustible para todos los procesos interiores del organismo, como ser: respiración, funcionamiento del corazón y digestión, se reduce en un tercio. En lugar de 2.500 calorías habituales, el hombre gasta para su mantenimiento durante la alimentación de adentro solo 1.600 calorías. Después de haber tomado medio vaso de té caliente y permanecido acostado ligeramente cubierto, el señor de-Bondi quedaría, probablemente, sorprendido al notar que su pulso ha vuelto a ser normal. Pero, por otro lado, mientras el proceso no esté estudiado en forma acabada, el único procedimiento acertado es no arriesgarse en nada.

Llamo la atención del lector sobre el hecho de que en esos dos casos de enfisema de los pulmones, el efecto del ayuno se hizo sentir negativamente en la afición al tabaco. El tabaco hasta provoca repugnancia, y un vicio inveterado desaparece fácilmente. Formas singularmente difíciles de enfisema son provocadas por el envenenamiento con gases asfixiantes. Generalmente, los envenenados no pueden soportar el humo del tabaco.

Es evidente que el ayuno sana los mismos centros nerviosos profundos cuya lesión por los gases provoca el enfisema de los pulmones. Sería de sumo interés realizar experimentos sobre el efecto del ayuno en casos de lesiones originadas por gases asfixiantes.

Catarro del estómago de doce años de duración. Neurosis. Cura en treinta y ocho días

Alejandro Yukoff: treinta y cinco años de edad, oriundo de Moscú, médico dentista. Temperamento nervioso e irritable. "Yo sufría intensamente de catarro del estómago ya hacía veinte años y era martirizador de mi familia", me dijo él mismo. "Yo envidiaba a mis propios hijos. Yo trabajaba, y ellos comían y se saciaban, mientras que yo no podía comer lo mismo y siempre sentía hambre". Bajo la influencia de mis relatos, se puso a ayunar hasta la completa purificación de la lengua y la aparición del apetito. Su ayuno duró treinta y ocho días. Una vez terminado este, el señor en cuestión vino a verme corriendo lleno de entusiasmo: "Estoy completamente sano. Mi comida predilecta es ahora la polenta de grano sarraceno con tocino. En mi familia reinan paz y felicidad. Es una vida completamente nueva".

Lesión grave de la vista. Debilidad orgánica general

E. P. Pleteneva (Vraniatchka Bania): enferma desde hace doce años. La dolencia empezó con dolores agudos en las piernas. Luego en los ojos apareció el "agua verde" (glaucoma) y empezó a debilitarse la vista. Una operación detuvo el proceso temporalmente, pero luego este se reagravó y hace dos años la enferma ya no veía nada con un ojo, y con el otro solo podía distinguir la luz de la oscuridad ("manchas rojas"). Los ojos salieron casi íntegramente de las órbitas. En la nuca se formaba constantemente algo como un estancamiento de la sangre, y del pecho hacia la garganta corría un espasmo nervioso. Debilidad general. Las encías se debilitaron tanto que la enferma no podía masticar con las muelas nada: estas se movían y estaban por caer solas.

El ayuno duró dieciséis días. El apetito apareció ya al 15º día (provocado, probablemente, por alguna causa excepcional). Una enorme mejora del estado físico. Los ojos volvieron a su sitio normal. La vista misma quedó sin alteración apreciable, pero la duración del ayuno no fue ni con mucho completa. Las muelas y las encías se robustecieron y sanaron por completo. La enferma puede masticar con ellas normalmente. Se siente tranquila y llena de aliento. Tomó la firme decisión de repetir el ayuno por un plazo mayor.

Catarro agudo del estómago. Profunda neurastenia con la parálisis de la mitad del cuerpo y principios de hidropesía. Psicosis con la idea fija del suicidio. Primer alivio en los días iniciales. Cura completa en cuarenta y cinco días

Estela Küntzel (Filadelfia): una muchacha joven, de constitución frágil y afectada de un grave catarro del estómago y neurastenia. Durante algún tiempo el costado derecho de su cuerpo estuvo paralizado. La melancolía y la idea del suicidio la perseguían continuamente. Sus parientes la colocaron finalmente en un sanatorio para alienados, donde le declararon que sus dolores son imaginarios y que para combatir el estado morboso le hacía falta un descanso completo y abundante alimentación: tres veces por día comida bien nutritiva y en los intervalos dos litros de leche. En caso de falta de apetito, se proyectaba efectuar la alimentación por la nariz o mediante la sonda estomacal. La enferma se sometió, sin ocultar la esperanza que tal régimen la iba a librar de la vida misma.

Como resultado de ese régimen a todos los males ya existentes se les agregó el principio de hidropesía. La enferma apenas se movía. Siguiendo el consejo de un médico en quien tenía confianza, la enferma resolvió recurrir a la cura mediante el ayuno.

Ocultándose de sus conocidos y sus consejos "benevolentes" en otra localidad, inició el ayuno. La primera semana la pasó en cama; la segunda, de día, en un sillón. Cada día sus fuerzas iban creciendo; el espíritu se esclarecía. Los dolores en las distintas partes del cuerpo la dejaron una vez que ella inició el ayuno, tras haber abandonado la alimentación forzosa.

Al 11º día ella echó un paseo de 1,5 km; al 20º día, otro de 3 km; al 24º día uno más de 10 km, y el 32º día lo pasó todo en una exposición, marchando sin cesar de la 1:30 p.m. a las 11:30 p.m. Ese día, de resultas de un esfuerzo físico tan considerable, la enferma sintió un ataque de apetito que, sin embargo, pasó al cabo de tres horas. Dice ella refiriéndose a esa época:

> Yo no experimentaba ninguna depresión ni debilidad. Al contrario, con cada día siguiente del ayuno, me sentía más feliz y más alegre. Sentía que una nueva vida aún ignorada se iba propagando por todo mi ser. Mi razón se iba despejando, las torturas psíquicas desaparecieron. La vida, en lugar de pesada, empezó a parecerme un goce. El sol, los árboles, las flores adquirieron a mis ojos su anterior encanto, y mis parientes se alegraban de que yo retornase a mi estado de ánimo normal y a la salud.

Para fines del 44º día, la lengua de la señorita Küntzel empezó a despejarse en forma visible −después de la primera semana de ayuno, la lengua generalmente se halla cubierta con un sedimento blanco− y simultáneamente reapareció el apetito, que no desapareció al día siguiente y, por lo tanto, al mediodía del 45º día de ayuno, la señorita Küntzel puso fin a la cura, comiendo un huevo pasado por agua y dos galletas con queso.(3) Al día siguiente, su almuerzo fue idéntico, pero la comida de noche más abundante.

Durante el ayuno perdió unos 9 kg de los 63 kg que tenía.

Varios meses más tarde, esa muchacha melancólica escribió a su médico que la víspera había regresado de un paseo a caballo por las montañas, tras haber cubierto unos 40 km, y que su alma "era tan libre y alegre como los pájaros que la saludaron desde las cumbres de los árboles durante ese paseo". Agregaba que a partir del ayuno había aumentado 11 kg, es decir, se había puesto 2 kg más pesada de lo que era antes del ayuno, y que ya no le hacían falta anteojos que antes tuvo que llevar durante más de trece años. Llamó la atención del lector sobre ese fenómeno "paralelo", naturalmente del todo inesperado para él, producido por el ayuno, a saber: la mejora de la vista. Tales ejemplos son, en general, frecuentes (de *Le jeune qui guérit*, por el doctor E. Dewey).

HIDROPESÍA DE FORMA GRAVÍSIMA. PRIMER ALIVIO YA AL DÍA SIGUIENTE. TODOS LOS INDICIOS DE LA HIDROPESÍA DESAPARECIERON AL FINAL DE LA TERCERA SEMANA. CURA COMPLETA EN CINCUENTA DÍAS

Leonardo Tress, comerciante rico de Filadelfia, se ahogaba de

---

(3) Al principio es preferible evitar comida tan pesada [nota del traductor].

hidropesía, que contrajo a consecuencia de una grave bronquitis. El agua le llegaba ya hasta la parte superior del pecho. Tress ya no podía acostarse y pasaba todo el día en un sillón, sin permitirse recostar la cabeza en el respaldo. Cruzar una pieza significaba para él un agotamiento completo. Los médicos abandonaron toda esperanza de curarlo. En ese tiempo, Tress se enteró de la maravillosa cura de la señorita Küntzel y enseguida inició el ayuno. El apetito desapareció ya después del 1º día. Al 3º día, Tress subió solo al otro piso, se acostó en la cama y durmió allí tranquilamente hasta la mañana siguiente. A partir del 11º día empezó a salir de paseo, recorriendo de 3 a 8 km.

Todas las manifestaciones de la hidropesía desaparecieron para fines de la tercera semana, pero el apetito no reaparecía. Todos los días Tress bebía el jugo de dos naranjas y de noche limonada caliente. Probablemente, esa violación del principio del ayuno absoluto fue la causa de la prolongación del proceso general de la purificación de la sangre por un plazo superior a los habituales 35-45 días. Solo al 50º día sintió Tress ganas de comer, y comió dos pedazos de gelatina de patas de cerdo y un trozo de pan con manteca. Quiso comer justamente eso, y se lo dejó elegir a su gusto, lo cual fue todo un acierto. Al mediodía del día siguiente comió un plato de puré de papas con repollo colorado, gelatina, compota de manzanas y una empanada dulce. A continuación pasó pronto a la alimentación normal.

De su peso normal de 94 kg, Tress perdió durante el ayuno 31 kg. ¡Una cantidad considerable! Su salud se restableció sólidamente (de *Le jeune qui guérit* por el doctor E. Dewey).

El doctor Dewey relata un caso más: la señora X. B. de setenta y seis años de edad. El asma se transformó en hidropesía. Los párpados se hincharon tanto que la viejita tenía dificultad de mantener los ojos abiertos. La hinchazón de la garganta molestaba al tragar. Debajo de los ojos y de las mandíbulas, bolsas con agua. Además, una sensación de frío glacial en todo el cuerpo.

¿Cómo atreverse a ofrecer a semejante enferma que se someta al ayuno completo, cuando ya sin eso parecía muerta? Nadie quería tomar la responsabilidad. Se resolvió ella misma. El agua empezó a desaparecer, las hinchazones a disminuir. ¡Al cabo de dos semanas la señora B. estaba sana!

Mi ayuno de cuarenta días

Al iniciar el ayuno, yo no tenía el propósito de curarme de alguna enfermedad especial, porque siempre he sido hombre bastante sano, sobre todo en comparación con la gente de la ciudad que me rodeaba. Pero, mediante este experimento, yo esperaba poder asegurarme para lo futuro, en la medida de lo posible, contra los pequeños malestares que acostumbramos considerar como fenómenos poco menos que normales, demasiado insignificantes para llamar nuestra atención, pero que, sin embargo, apareciendo de tiempo en tiempo, distraen el espíritu y el cuerpo del trabajo tranquilo y causan en la vida mucho desagrado. Tales son toda clase de dolores de cabeza, romadizos, resfríos, indigestiones y, finalmente, esa incomprensible flojedad que nos ataca a veces, el mal humor sin causa aparente, etc. Además quería averiguar sobre mí mismo la relativa facilidad con que el organismo soporta durante un plazo bastante prolongado el estado de ayuno, no solo sin ningún daño, sino, al contrario, con una enorme utilidad en el sentido de la renovación ulterior y el aumento de las fuerzas y facultades.

Yo, personalmente, estaba plenamente convencido de los efectos beneficiosos del ayuno y tenía fe en que la Razón del organismo, a condición de saber uno percibir su voz, señalará ella misma los caminos a tomarse para no causarle daño, y por lo tanto, fácilmente hice frente a todas las persuasiones por parte de mis amigos, tanto mortales comunes como, de un modo especial, médicos, que se maravillaban ante mi locura y me aconsejaban con insistencia dejar sin realizar mi peligroso proyecto.

Empecé mi ayuno el 26 de enero de este año a las 12 del mediodía y lo terminé el 7 de marzo a las 8 horas de la noche, habiendo ayunado, así, 40 días con algunas horas.

Durante todo ese tiempo no tomé ninguna comida sólida. De líquidos bebí solo agua hervida, con excepción del período comprendido entre el 17º y el 27º días de ayuno, cuando ensayé agregar al agua: miel, azúcar, bicarbonato de soda, jugo de limón o de naranja. La cosa es que, con el tiempo, el agua se tornó desagradable, adquiriendo un sabor un tanto amargo, y para facilitarme su consumo en la mayor cantidad posible con fines de procesos de purificación, intenté mejorar su sabor, agregándole pequeñas cantidades de las sustancias arriba mencionadas. Sin embargo, los resultados fueron nulos, porque el agua, aunque perdía su gusto un tanto amargo, no se tornaba por eso más agradable, haciéndose empalagosa, y un poco tiempo después de beberla, aparecía en la boca un gusto tan desagradable, que tuve pronto que renunciar a ese experimento, y durante las últimas dos semanas de ayuno volví a beber solo agua pura, pero en una cantidad un poco más reducida que al principio. A saber, al iniciar el ayuno, yo tomaba por día unos siete vasos de agua, y al finalizarlo, solo cuatro o tres.

De ese modo, en el transcurso de 40 días tomé tres cucharaditas de miel, 1/4 de libra de azúcar, dos cucharaditas de bicarbonato de soda, el jugo de dos naranjas y dos limones y tres baldes y medio de agua.

Cabe observar aquí que al 29º día de ayuno tomé el jugo de ocho naranjas, en el deseo de interrumpir el ayuno, aunque ni sentía aún ni el despertar del apetito desaparecido desde los primeros días de ayuno, ni otros indicios que señalan la terminación del proceso de autopurificación del organismo. Resolví poner fin al ayuno porque de un día para otro esperaba la invitación de emprender un viaje lejano y prolongado, durante el cual consideraba inconveniente continuar el ayuno. Pero mi tentativa de terminar el ayuno en forma violenta resultó todo un fracaso. A medida que yo tomaba alimentos, me iba sintiendo cada vez peor, empezó a dolerme la cabeza y, finalmente, ese mismo día, todo lo recibido fue arrojado por el mismo camino por el cual entró, no solo sin haber servido para la alimentación del organismo, sino que, al contrario, después de haberlo debilitado aun más. El organismo todavía no había terminado la autopurificación, y se resistió enérgicamente a la tentativa desde afuera de entorpecer su labor. Ese caso me convenció aun más de que el mejor consejero en un asunto como el ayuno es la voz del organismo mismo, y después de eso resolví proseguir el ayuno, sin reflexionar demasiado, hasta su terminación natural, o sea el momento de volver el apetito.

Durante el experimento, yo, en los primeros veinte días, no suspendí ni disminuí mi habitual trabajo mental bastante intenso, mientras que en la segunda mitad del ayuno fui reduciéndolo poco a poco y al final del mismo llegué al extremo límite admisible. Mi trabajo físico consistía, principalmente, en caminatas a pie de dos a seis kilómetros, a excepción de los domingos, cuando salía a pasear por las afueras durante 2 ½ a 3 horas seguidas, recorriendo de 10 a 12 kilómetros. Por lo que respecta a ejercicios puramente gimnásticos, del sistema Muller que sigo habitualmente, practicaba solo los masajes, y eso a partir del 5º hasta el 37º día de ayuno.

El cuadro general de sensaciones y cambios en mi organismo observados durante el experimento fue el siguiente:

Durante el primer día sentí un hambre fuerte y torturante, especialmente en los momentos de las comidas habituales. Esta sensación se hizo sentir también al día siguiente, pero ya en grado mucho menos considerable; al tercer día no quedaron de ella más que huellas, mientras que a partir del cuarto y hasta el cuadragésimo día de ayuno no tuve ganas de comer. Es cierto que la sensación molesta en el estómago originada por el efecto del jugo gástrico sobre las paredes del mismo, y que, en condiciones normales, es el indicio de la necesidad de tomar alimento, apareció, por momentos, también más tarde, a saber, más o menos hasta el 30º día, pero ella no era acompañada de deseo bien manifiesto de comer, como ocurre ello durante el régimen normal, al comer el hombre con atraso. Del mismo modo, no desapareció en mí hasta la terminación del experimento la imaginación del placer que causa la comida. A la vista de platos sabrosos, yo sentía muy bien todo su agrado. Mi imaginación me pintaba continuamente, sobre todo hacia el final del ayuno, cuadros de comidas sabrosas, pero en parte merced al esfuerzo de la voluntad, y en parte, evidentemente, debido a la influencia de la razón instintiva del organismo poco conocida por nosotros, todas esas cosas agradables no provocaban deseo de comerlas justamente a la sazón, sino que invariablemente se referían a la época de la terminación natural del ayuno, momento en que la perspectiva de satisfacer el hambre parecía muy atrayente. Por lo tanto, yo podía muy bien pasar por el mercado de comestibles contemplando toda la variedad de los manjares expuestos y respirando sus aromas, sin experimentar ninguna sensación torturante. Al contrario, la idea de que una vez terminado el ayuno, todas esas comidas proporcionarán al organismo sensaciones aun no experimentadas, me causaba placer y me afirmaba en el deseo de llevar la empresa a feliz término, para que el organismo pasara un buen período de hambre.

Al segundo día ocurrió una evacuación bastante enérgica de los intestinos, los cuales arrojaron los últimos restos de la comida y parte de la mucosina de sus paredes. Así que la purificación de las paredes de los intestinos empezó enseguida de quedar interrumpida la alimentación. Las evacuaciones posteriores de los intestinos tuvieron lugar al cabo de intervalos de 8-10 días y consistieron, principalmente, en mucosina, hiel y jugo gástrico.

En contraste con el primer día de ayuno, en que, excepto la sensación angustiosa de hambre, el estado general era bueno, durante el 2º, el 3º y el 4º día en todo el cuerpo se sentía una intensa debilidad, la respiración era dificultosa, los músculos incapaces de realizar esfuerzos intensos, y en el interior del organismo se notaba una no sé qué actividad oculta, una especie de combustión. Aunque yo despachaba en esos días todo el trabajo indispensable, pero lo hacía sin energía, esforzándome un tanto, sin ninguna sensación de satisfacción habitual. Por la mañana, al levantarme de la cama, sentía durante unos cinco, diez minutos, un dolor apagado en la parte trasera de la cabeza, el cual disminuía poco a poco, duró hasta el 20º día del experimento, en que cesó por completo para no aparecer más.

Al 5º día me sentí mejor, tanto que consideré posible reanudar los ejercicios gimnásticos según el sistema Muller que había suspendido al iniciar el ayuno. Resolví, sin embargo, limitarme solo a la segunda parte del sistema: los masajes. Renuncié a los lavajes de agua fría, porque no quería gastar porciones grandes de calor interno para el calentamiento posterior del cuerpo. Ese calor me hacía falta para sostener la vida de mi organismo, y para el caso de un ayuno prolongado, convenía gastarlo con el máximo de moderación. En cambio, los primeros ejercicios del sistema, que sirven para entrar en calor por medio de movimientos violentos y vueltas bruscas del cuerpo, habrían afectado el corazón, el cual, en general, se puso a la sazón muy sensible a todos los movimientos fuertes y bruscos. Los masajes que habitualmente duraban 15 minutos, ahora tuve que prolongarlos, a fin de no trastornar el corazón, por unos cincuenta minutos, separando no solo un ejercicio del otro, sino subdividiendo cada ejercicio aislado en 3-5 movimientos, con pausas o ejercicios respiratorios entre ellos. Con el tiempo, los ejercicios esos empezaron a reclamar menos tiempo para su realización, de suerte que a fines del experimento yo los efectuaba en unos 35 minutos escasos, esforzándose el pecho y el corazón, a pesar de la reducción del plazo, menos que en los primeros días. Después de los ejercicios, el estado físico era excelente, lo cual me hace pensar que, de no haber yo renunciado a ellos en los primeros cuatro días, habría disminuido considerablemente la sensación de flojedad y angustia que experimenté en esos días. Continué mis ejercicios con masajes hasta el 37º día de ayuno, momento en que los suspendí, porque empecé a sentir después de ellos, en lugar de la sensación de animación, una especie de frialdad, que no podía paralizar ni aumentando la temperatura en mi habitación ni poniéndome ropa más abrigada. Me expliqué la aparición de la frialdad por el hecho de que, con la disminución, en esa época, de la cantidad general de sangre y con su tendencia más acentuada hacia las regiones internas del organismo originada por la intensificación de los procesos purificadores, la sangre empezó a no bastar para bañar simultáneamente en forma suficiente los tejidos interiores y la piel atraída temporalmente por medio de masajes de la piel y la periferia, con tanta más fuerza se precipitaba luego hacia los órganos internos, refluyendo bruscamente de los tejidos cutáneos, una vez terminada su excitación exterior, y provocando la sensación del frío. En efecto, cuando yo suspendí los masajes, la frialdad desapareció enseguida, a pesar de que la temperatura de mi cuarto estaba reducida a la normal y la cantidad general de sangre seguía, evidentemente, disminuyéndose.

En medio del ayuno practiqué también, por la noche, el sistema de Anojín, pero al cabo de cinco días lo dejé, porque el mismo, cansando inútilmente el organismo, no estimulaba la circulación de la sangre tanto como los masajes según el sistema Muller.

A partir del quinto y hasta el trigésimo quinto día, en el estado general del organismo no ocurrió cambio brusco alguno. Me sentía bien y seguía ocupándome de mis asuntos habituales. La duración y tranquilidad del sueño no diferían de las del régimen común; tampoco acusaban desviación de mi norma habitual el pulso y la temperatura de la sangre. Y solo los procesos secretorios acentuados y la flaqueza continuamente creciente, ponían en evidencia la gran actividad que transcurría dentro del organismo. Los excrementos a través de los riñones, al principio casi completamente incoloros, más o menos a partir del 15º día adquirieron un color amarillo-rojizo espeso, que conservaron hasta la terminación del ayuno. Al mismo tiempo aumentó fuertemente la secreción de la mucosina por las mucosas de la nariz y de la boca; hacia el 30º día, las secreciones nasales cesaron, mientras que las mucosas de la boca, que adquirieron un color pálido, anémico, como causado por una inflamación, y la lengua, fuertemente tapada durante todo el ayuno, prosiguieron su actividad hasta el penúltimo día del experimento y al final hasta la intensificaron. Estas últimas secreciones tenían un sabor muy desagradable, y yo tuve que escupirlas continuamente con la saliva. Al ausentarse, en el fondo del vaso se formaba un depósito blanco parecido a polvo. La presencia de esas secreciones contribuía mucho a sostener la decisión de abstenerse de la comida, porque la sola idea de que juntamente con la misma habría que tragar también ellas, envenenaba el placer que la imaginación podía asociar con el acto de comer. A fin de evitar la necesidad de tragar esos excrementos al beber agua, yo, antes de beber, me enjuagaba la boca. En los últimos cinco o seis días de ayuno, en las secreciones que salían de las mucosas de la boca se notaba la presencia de una pequeña cantidad de sangre de las encías.

En cuanto a una secreción, más intensa que de costumbre, a través de los poros de la piel, cabe decir que no la he observado. Por lo menos, no he sudado ni una sola vez y ni siquiera observado una simple humedad de la piel. Tal vez se explica esto por el hecho de que cada semana yo sometía mi cuerpo a un lavaje enérgico en un baño caliente, con una sudación subsiguiente durante 10-15 minutos.

Una desviación más perceptible de la norma la constituían los productos de la combustión de los residuos innecesarios de la sangre en los pulmones. La respiración adquiría, por momentos, un olor desagradable, y, habiéndolo observado, traté de consumir, valiéndome de ese camino, la mayor parte de las sustancias dañinas en la sangre. Me esforzaba en respirar lo más profunda e intensamente posible, pasando todo el tiempo que podía afuera y llevando la pureza del aire en mi habitación hasta el límite alcanzable, además, dormía con la ventana abierta.

Durante los primeros 21 días de ayuno perdí 29 libras de peso (me refiero al peso puro de los tejidos) y en los 19 días subsiguientes, 15 libras más; en total, por todos los cuarenta días, 44 libras.

En la última semana del ayuno empecé a sentir una debilidad cada vez más intensa y me vi en la necesidad de reducir mis caminatas, limitándolas a 2-3 kilómetros diarios, porque ya resultaba difícil realizar esfuerzos mayores. Me hacía falta acostarme unos 15-20 minutos por día, para no sentirme demasiado cansado; por la mañana, y en general, al levantarme de la cama, debido al cambio brusco de la posición del cuerpo, sentía vértigos durante varios segundos. Los últimos dos días los pasé en su mayor parte en cama, porque, si bien podía caminar, no quería cansar demasiado el organismo; además, noté al final que, en un estado más tranquilo, los procesos purificadores más importantes para mí transcurrían en forma más intensa.

Durante el 39º y el 40º días de ayuno, por los ataques más frecuentes de vahídos, por la debilidad continuamente creciente y por otras sensaciones difíciles de explicar, me resultó claro que las reservas que el organismo podía gastar sin perjuicio para sí iban llegando a su fin. Al mismo tiempo se hizo sentir un fuerte deseo de comer con una disminución simultánea de las secreciones por las mucosas de la boca y la desaparición del gusto desagradable en la boca. Guiándome por todos esos indicios, llegué a la conclusión de que era tiempo de terminar al ayuno, y el 7 de marzo a las ocho de la noche lo suspendí tomando un vaso de leche mitad y mitad con agua. Previamente hice practicar el análisis de la orina y de la sangre y me sometí a un examen médico, a fin de averiguar mis conclusiones con ayuda de la ciencia. Los análisis demostraron que yo no había contraído ni diabetes, ni anemia, ni otros horrores pronosticados. En los excrementos no fueron descubiertos ni azúcar de uva, ni hiel, ni sangre; albúmina serosa fue comprobada en cantidad muy insignificante. Solo con respecto a los riñones por la cantidad aumentada de cilindros hialinos y leucocitos, se podía concluir que se hallaban en un estado próximo al morboso. Así que resultó que había terminado el ayuno justamente a tiempo, y como en la determinación del momento de su conclusión yo me había guiado por los indicios del mismo organismo, para mí esa circunstancia sirvió de una nueva confirmación de mi idea primitiva de que en los momentos difíciles de la vida del organismo conviene escuchar con toda atención la voz de la Eterna Razón presente en cada célula.

El análisis de la sangre demostró que en 1 mm^3 de la sangre había 4.520.000 glóbulos rojos y 6.500 glóbulos blancos; la relación entre estos y aquellos era igual a 1:695, y la cantidad de hemoglobina alcanzaba al 71 %; o sea que todo se encontraba en su estado más o menos normal. Los glóbulos rojos eran del todo normales, y entre los blancos no habían sido comprobadas formas patológicas.

En cuanto los resultados del análisis habían confirmado lo que yo había esperado de antemano, en tanto las conclusiones del médico que me examinó eran desfavorables para mí. Tras de haber manifestado su desaprobación con respecto a mi experimento y reconocido casi con lástima que, según el análisis, yo no había contraído nada que se pareciera a anemia, cosa que él, probablemente, había esperado, el médico ese, al cabo de un minucioso examen, llegó a la conclusión de que: 1) se notaba en mí principios de escorbuto, cosa, por lo demás, que no me asustó en lo más mínimo, por cuanto no lo sentía en mí; 2) mis músculos en los brazos, las piernas y otras partes del cuerpo se habían debilitado muchísimo, lo cual ya hacía tiempo que yo sospechaba; 3) para restablecer las fuerzas, yo debía observar una dieta prescrita por él, receta que no cumplí porque no quise condenarme a una existencia semihambrienta durante por lo menos dos semanas más, y 4) como 'ultima ratio', me ofreció tomar estricnina y alguna otra cosa por el estilo, a lo cual renuncié magnánimamente, no viendo en ello ninguna necesidad para mí. Notando que el médico no podía comunicarme ningún otro dato más útil y menos conocido, me despedí de él y... salí para comprar comida, aunque en mi calidad de 'gravemente enfermo y extremadamente agotado', parece que no había de estar en condiciones para hacerlo.

El día mismo de la terminación del ayuno me limité, como lo he dicho ya, a tomar medio vaso de leche con agua.

Al día siguiente tomé a las 10 horas de la mañana un vaso de café de cebada y otro de leche con varias galletas, a las 12 horas del mediodía un vaso de leche con 4 bizcochos, a las 4 horas de la tarde comí medio plato de polenta de municiones con leche y varios gramos de caviar salado con cervecinas, a las 6 horas de la tarde tomé un vaso de leche con un cuarto de libra de ricota y a las 8 horas de la noche comí un huevo pasado por agua con cervecinas.

Al segundo día, observando más o menos el mismo horario para la recepción de alimentos que el primer día, tomé en conjunto: 2 huevos con pan sueco, 4 vasos de café de cebada con un 75 % de leche adentro, ¾ de libra de bizcochos, una docena y media de higos, 4 tajadas del llamado 'pan médico' con caviar, un plato de polenta de municiones con leche, un par de naranjas, un poco de queso y ½ vaso de leche.

Al tercer día tomé: 7 vasos de café de cebada con un 75 % de leche adentro, ¼ de libra de bizcochos, ½ pan médico con caviar, un poco de pan sueco, 2 ½ de leche, ¼ de libra de ricota con miel, ¼ de libra de almendras, 2 naranjas y 2 platos de polenta de municiones con leche. A continuación observé más o menos la misma dieta, alterándola poco a poco mediante la introducción en ella de nuevos productos, como nueces manzanas, peras, bananas, higos secos, uvas, ciruelas, *jalvá*, *rahat halcum*, avena, leche cuajada, papas, repollo, etc., la exclusión de otros como huevos y caviar, y algún aumento de su porción, llevando, por ejemplo, la cantidad total de leche empleada bajo varios aspectos (leche pura, café, polenta, leche cuajada) hasta 13 vasos por día.

A partir del primer día empecé a sentirme mucho mejor, y luego, cada día siguiente, vi como mis fuerzas iban en aumento sin cesar. El apetito era descomunal, y yo apenas tenía tiempo para satisfacerlo. Aumenté de peso en los primeros tres días, 3 libras, y en los 7 días subsiguientes, 15 libras más; en total, en 10 días, 18 libras, y continuó a ese paso.

Los análisis de orina y sangre, practicados 11 días después de finalizado el ayuno, comprobaron la completa vuelta del organismo a la norma, y, finalmente, mis conocidos que me vieron en los últimos días del experimento ahora no me reconocen. Ahora que escribo estas líneas (dos semanas después de haber terminado el ayuno), todos los órganos de mi cuerpo funcionan en forma magnífica, me siento lleno de bríos y de alegría, rebosante de fuerzas y de deseos de vivir.

N. Milichnikoff

23 de marzo de 1914

Esclerosis, ciática, indigestiones a la edad de setenta y dos años

El teniente N. Brzosovsky, famoso por la resistencia heroicamente tenaz de la fortaleza de Ossovets durante la Gran Guerra, me escribe desde Risani (Boca Catorscaya, Yugoslavia):

> *La naturaleza de un libro abierto: el que quiere y sabe leerlo es capaz de hacer milagros.*
>
> X. U.

Muy señor mío: Tengo 72 años de edad. La vida, pasada en forma tormentosa, hizo cuanto pudo, y mi vejez estaba agravada por la esclerosis cerebral acompañada de ruidos permanentes en la cabeza. La más mínima humedad provocaba ataques de ciática, penosos, prolongados y agudamente dolorosos. Las vías respiratorias y digestivas, así como la cavidad faríngea, se hallaban obstruidas, el intestino en completa inmovilidad; el talle acusaba 106,5 cm. de circunferencia, con el peso total del cuerpo de 82 kg. Solo a merced de un fundamento bien asentado aparentaba yo cierto vigor; pero ese vigor era ficticio, mientras que en realidad yo era una ruina con ronquidos en los pulmones, latidos irregulares del corazón adiposo y la nerviosidad general.

Habiendo intervenido durante mi largo servicio en cinco campañas, con heridas, contusiones y el envenenamiento con gases ponzoñosos durante el ataque de gases contra la fortaleza de Ossovetz en el año 1915, yo no temía mayormente a la muerte, pero me deprimía siempre la idea de la posibilidad de una parcial hemorragia en el cerebro y la probabilidad de una larga existencia semiconsciente. En mi vida tomé tanto yodo, que de acumularlo todo, podría ahogarme en él. La totalidad de las preparaciones de yodo tomadas sumaba libras, y sin embargo la esclerosis iba continuamente en aumento y la cabeza se ponía cada vez más pesada.

¿Confiaba yo en la cura alopática? No, como tampoco en la homeopática, a la cual había recurrido también.

Según he dicho más arriba, yo estaba aguardando el fin trágico, y, finalmente, me cansé de esperar. Por un lado me aburría, por el otro, ¿qué riesgo correría? Pues bien, dejando a un lado las recetas, me volví hacia el método de usted, o sea el ayuno.

Yo me decía para mis adentros: para el invierno, la época fría del año, se duerme el mundo vegetal, después de haber entregado a la tierra las savias elaboradas, se duerme en parte el mundo de los anfibios y los reptiles, se retiran a sus cuevas muchos mamíferos y se esconden en sus nidos algunos insectos; durante todo ese período de sueño realizan, en una u otra forma, el ciclo del ayuno purificador, para, a través de él, renacer en primavera y volver a la nueva vida. Todo eso prueba en forma categórica que el ayuno está autorizado por la madre naturaleza, la cual sabe que somos unos despreocupados y, en la abundancia, ensuciamos mortalmente nuestro organismo, comiendo en demasía.

Para espiritualizarse ayunan los faquires, los ermitaños, y no hay religión que no prescriba ayunos; por lo tanto, habiéndome incluido en el número de seres que obedecen a la voz de la naturaleza, me prescribí un ayuno de veintiún días.

Me elegí ese plazo porque, según la instrucción de usted, el mismo es más largo que el mínimo de una semana fijado por usted, y más corto que el máximo de cuarenta días, o sea es el término medio más conveniente a mis 72 años, y por lo tanto menos peligroso en el caso de que mi organismo se ponga a protestar y se resista a la 'violencia'.

Habiéndome enterado por medio del libro de usted del proceso teórico del ayuno curativo, inicié el ayuno el 10 de octubre, después de haber tomado la víspera tres tabletas purgantes de 'Cascarae Sagradae' y aplicado por la mañana un enema de 1 ½ litro de agua tibia. Esa misma mañana me pesé y tomé todas las medidas necesarias. Obtuve los datos siguientes: peso, 82 kg; cintura por el hueso sacro, 106,5 cm; pecho, por la línea de los pezones, 103,5 cm; cuello, por la línea de la garganta, 38,5 cm; temperatura, 36,3 °C; y pulso, 80, con el corazón bastante tranquilo. Un fuerte ruido en la cabeza, ronquidos en los pulmones con una respiración breve, indigestión completa, atonía total del intestino, moscas con centellas en los ojos, la sensación de la ciática temporalmente calmada, la flojedad de todos los músculos, sobre todo en las piernas, insomnio y depresión general, he aquí los indicios reales de la vejez.

Tanto el primer día del ayuno como en todos los demás veinte, no tuve ningún apetito ni sed. La comida y el tabaco me eran indiferentes, aunque de ambas cosas había abusado durante muchos años. El medio litro de agua con limón prescrito por usted lo tomaba yo con cierta desgana, y lo hacía pensando más en la necesidad de lavar los órganos internos, que siguiendo el impulso del organismo.

A partir de la primera mañana misma, como siguiendo una orden especial, empezó una secreción abundante de la saliva en la lengua y las mucosas de la boca. Esa secreción prosiguió durante todos los veintiún días, tanto de día como de noche, cosa que me impedía dormir, aunque no provocaba un debilitamiento particular del organismo, de modo que el estado de ánimo siguió siendo bueno, con tendencia manifiesta hacia el optimismo. Todos los veintiún días por la mañana me aplicaba un enema y un día por medio tomaba antes de acostarme tres tabletas purgantes. Durante todos los veintiún días no hubo defecación por deseo natural, mientras que los excrementos que salían por efecto del enema estaban teñidos de color ocre y presentaban 'tapones'.

En vista de que los primeros nueve días fueron completamente iguales, no diferenciándose un día de otro en lo más mínimo, no cito el diario completo del ayuno; la temperatura no subió a más de 36,5 ºC, el pulso marcaba 80 pulsaciones y el corazón latía en forma casi regular, mientras que la saliva corría de día y de noche como si la estuviesen bombeando de adentro con aparatos especiales. No sintiendo un cansancio particularmente deprimente, a pesar del insomnio, efectué al 10º día la comprobación de los resultados y supe lo siguiente: peso, 74 kg; cintura, 100 cm; pecho, 97 cm; cuello, 36 cm; aumentó la debilidad en las piernas, en especial durante las ascensiones; sentía un olor agudo de acidez y de combustión, el corazón se agitaba, la presión de la sangre aumentó.

Para calmar el corazón tomé una copita de la infusión 'Adonis Vernalis', y para disminuir la presión de la sangre, 30 gotas de extracto de ajo.(4)

La aplicación de esos remedios, repetida dos veces por día calmaron el corazón y diminuyeron los aflujos a la cabeza.

El 11º día de ayuno: no siento ningún apetito, ni sed, ni deseos de fumar; solo experimento una debilidad general que no afecta el espíritu; me siento lleno de aliento y, especialmente por la mañana, noto cierto entusiasmo. Mi 'yo' espiritual, que antes estaba trabado y como oprimido por la musculatura envenenada, empieza, al parecer, a libertarse, se torna para mí real e imperativamente activo. Mi cara ha enflaquecido, el volumen de mi vientre disminuyó; los que me rodean me expresan sus condolencias y me aconsejan dejar de torturarme, diciendo que a la edad de 72 años ya es tarde dirigirse a Mefistófeles en procura de la juventud; pero yo soy tenaz, y lo soy porque me alienta la esperanza y, ya que todo está bien, declaro a los que se afligen por mí: 'Voy a ayunar no 21, sino 28 días'.

Los días 11º-20º pasan bien; todas las mañanas enema, un día por medio purgante, antes de acostarme. No hay apetito, no hay sed, no hay deseos de

---

(4) La infusión 'Adonis Vernalis' se prepara en la forma siguiente: 4 gramos de hierba se ponen en ¼ litro de agua hervida muy caliente, se dejan por espacio de 20 minutos y se pasan por un filtro; la medicina está lista. Se toma tres veces por día una cucharada por vez. Este remedio al parecer regula la actividad del corazón y siempre me ayuda. Después del ayuno no recurrí al mismo, mientras que durante el ayuno tomé solo 2 cucharadas, cuando el corazón empezó a agitarse, al 9º día.

El extracto de ajo se prepara así: 200 gr de ajo menudamente picado se ponen en 300 gr de alcohol y se dejan durante dos semanas en un lugar tibio. Luego se pasan a través de algodón hidrófilo, y el extracto está listo. Si se siente una presión subida de la sangre o aflujos a la cabeza, tomo durante la comida (para eliminar el olor) 30 gotas de extracto en una copita de agua durante el desayuno, el almuerzo y la cena. El resultado es siempre bueno. Esa es la dosificación de la Academia Francesa; fuera de rebajar la presión de la sangre, la toma del extracto (2-3 semanas) infunde vigor y aumenta el tono vital.

fumar; medio litro de agua se toma por día con cierto esfuerzo, y ello más bien debido a que por momentos se sienten mareos. Para hacer los tragos de agua más aceptables, me cubro la lengua con un poco de jarabe de guindas.

A partir del 11º día aumenta la debilidad general; se sienten vahídos; al subir la escalera la respiración se torna dificultosa, el corazón se agita, tengo ganas de acostarme; estando en cama me siento perfectamente bien, pero, como me obligo a llevar la vida habitual, sin dejar las ocupaciones acostumbradas, no me doy el lujo de estar en cama durante mucho tiempo, y todos los días salgo dos veces de paseo, recorriendo cada vez 3000 pasos; descanso al aire libre sentado, haciendo profundas respiraciones con la nariz y expirando el aire viciado por la boca.

En forma sumamente fácil me aproximo al 21º día del ayuno; la decisión de prolongar el ayuno hasta el 28º día se torna más firme, pero... en la mañana del 21º día, al levantarme de cama, sufrí una sacudida tal y la vista se me oscureció hasta tal punto que, en seguida me dije: '¡Basta de experimentos, ya es tiempo de pasar a la alimentación!'. Después de haberme preparado el té con agua, leche y miel y haber tomado un vaso de esa bebida, empecé a sentirme perfectamente bien: ¡resucité! El corazón se puso a funcionar tranquilamente, las vías respiratorias y la cavidad faríngea han quedado limpias, el zumbido en la cabeza se nota en la parte superior izquierda; no noto la esclerosis, se han despejado las córneas de los ojos, la mirada es viva, el cerebro funciona como en los tiempos de la juventud; me he rejuvenecido todo, y bajo el impulso del espíritu vigorizado me preparé para el almuerzo una polenta de municiones. La comí con apetito; durante la cena tomé la misma polenta, y por primera vez en los 21 días dormí la siesta, es cierto que durante breve tiempo.

La mañana del 22º día la acogí lleno de aliento, tomé con apetito el té de agua, leche y miel con un trozo de pan; almorcé con una polenta de arroz, lo mismo comí para la cena con pan y té, y sintiéndome alegre, volví a dormirme. El sueño fue breve, pero me refrescó: siento alegría y una simpatía singular hacia las personas que me rodean.

Al 23º día comí con más abundancia y empecé a tomar antes de acostarme 'planinka' (hierba parecida al té que crece en las montañas, purifica la sangre y tonifica el organismo) y el jugo de una naranja.

Al 4º día de mi alimentación vegetariana mi intestino volvió a la vida y empezó a desempeñar sus funciones directas sin aplicación de ninguna clase de estimulantes por mi parte. Ese fenómeno lo atribuyo al resultado del ayuno, así como el efecto de la 'Planinka', pero de un modo especial a la alimentación que he adoptado actualmente.

Una vez comprobados los resultados del ayuno, resolví hacerme examinar por un médico experimentado, que sabe apreciar lo que dice.

Un exámen previo arrojó los datos siguientes: peso, 70 kg, o sea disminuyó en 12 kg; el talle 97 cm, o sea disminuyó en 9,5 cm; el pecho, 94 cm, o sea disminuyó en 9,5 cm; y el cuello, 35 cm, o sea disminuyó 3,5 cm. Esos datos, así como el cambio en mi estado físico, los relaté minuciosamente al médico. Este me auscultó en forma muy prolija y dijo textualmente lo siguiente: 'Usted ha mejorado de un modo realmente sorprendente, se puede decir que ha rejuvenecido y que tiene ahora no 72 sino 45-50 años, por el estado de sus órganos interiores. ¡Haciéndole una pequeña operación, le aseguro a usted que por mucho tiempo se olvidará de sus 72 años y se sentirá joven!'. Esas palabras de un médico experto me infundieron aun más ánimo, y ahora siento, y los demás lo ven, como de un día para otro me pongo más vigoroso, a pesar de trabajar intensamente en mi cargo de superintendente de la Casa de los Inválidos rusos. El 5 de noviembre di a los señores inválidos una conferencia detallada sobre el transcurso del ayuno curativo, y muchos, en presencia de los resultados, resolvieron seguir mi ejemplo.

Dándome cuenta de que mi nueva salud la debo a su descubrimiento, Alexi Alexéievich, le expreso a usted mi más profundo agradecimiento.

N. Brzosovsky
Teniente general de artillería, ex-gobernador de la fortaleza
Ossovetz, comandante del XDIV Cuerpo de Ejército,
ahora comandante de la Casa de Inválidos rusos

15 de noviembre de 1929
Risan (Boca Cotorsca)

La Casa de Inválidos

Una atención especial merecen en esa carta las líneas sobre la influencia vivificadora y alentadora del ayuno sobre el estado de ánimo general del hombre. En los años tardíos de la vida, ¿a quién le será superfluo encontrar tal apoyo dentro de sí mismo?

Pasado un mes después del ayuno, el general N. Brzosovsky completó su carta con las noticias siguientes:

Me siento considerablemente mejor que antes. La mejora se evidenció de un modo particularmente perceptible en el aumento del vigor general y la desaparición completa de la ciática. El corazón se ha fortalecido en grado apreciable y me permite ahora efectuar subidas sin dificultades de respiración; apareció un sueño refrescante, tanto después de la comida como durante la noche. De noche mi sueño resulta tan profundo, que no me despierta ni aun un temporal fuerte. El estómago funciona bien, no menos de dos veces por día, así como aumentó también la secreción de la orina. En forma menos brusca se nota la mejora de la esclerosis de los vasos cerebrales, ello, probablemente, debido a que padezco de esa enfermedad desde el año 1911, o sea durante 18 años, de manera que, al parecer, tengo fuertemente afectados los vasos profundos del cerebro. Creo que el segundo ayuno 'llegará también hasta ellos'.

El ayuno cura heridas también en los organismos afectados de la diabetes

Casos:

1. Esclerosis, cansancio del músculo del corazón, dilatación de la aorta, glaucoma.
2. Herida gangrenosa con la diabetes. Pierna amputada. Furunculosis.
3. Cáncer de hígado, de vesícula biliar, de duodeno.

He aquí los casos ocurridos en una familia con tres personas distintas, los que demuestran lo que hace el ayuno cuando recurren a él a tiempo, y lo que pasa cuando lo aplican con atraso.

Yo, Sinaida Iovanovich, esposa del cura Boshe Iovanovich (Belgrado), padecía, según el diagnóstico de nuestros mejores médicos especialistas, de la arterioesclerosis en una forma más fuerte de lo que permite mi edad (57 años), la hinchazón del músculo del corazón, una considerable dilatación de la aorta, y además (a raíz de la arterioesclerosis), la glaucoma de los ojos. Me recetaban toda clase de medicamentos caros y todos, naturalmente, dieta. Sin embargo, a pesar de todos esos remedios, dietas, y excursiones a balnearios de aguas medicinales, yo me sentía muy mal, las piernas me fallaban, al menor cansancio se me cortaba la respiración, y en lo demás ocurría lo que pasa con todos los viejos.

Hace tres años me decidí a curarme por medio del ayuno. Ayuné durante unos 20 días. Al cabo de una semana empecé a sentirme muy bien, me volví ágil e incansable y dejé de sufrir de la respiración dificultosa. Desde ese entonces no sé en general lo que es cansancio. ¡Trabajo durante todo el día y no estoy cansada en lo más mínimo! Así y todo no me repuse por completo: no tuve tiempo para ayudar durante un plazo más prolongado. El ayuno produjo sobre mí un efecto muy bueno. La glaucoma de los ojos no desapareció, pero el curso de la enfermedad, al parecer, se detuvo. Para los ojos hacía falta ayunar todas las 6 semanas, lo cual no pude llevar a efecto.

Mi marido, el cura Bosha Iovanovich, el invierno pasado se dejó congelar los pies al acompañar un cortejo fúnebre, que duró 2 ½ horas, marcando el termómetro 30° bajo cero. En los pies congelados se abrieron heridas que empezaron a segregar pus. En uno de los pies las heridas se curaron, pero en el otro se mantenían obstinadamente, a pesar de un viaje al balneario Vraniachca Bania. Hay que agregar a ello que mi marido padece de diabetes, la que no dejaba cicatrizarse la herida, de por sí no grande. El enfermo permanecía por regla acostado y, sufriendo mucho, podía con nuestra ayuda bajar una escalera corta. No podía atender los servicios religiosos de la parroquia. Los dolores que le causaba la herida eran fuertes, especialmente cuando la tocaban.

A mis instancias solo a principios de octubre (las piernas se le congelaron ya en enero) resolvió ayunar. Ya al cabo del sexto día del ayuno se le cicatrizó la herida y desapareció la pus. Empezó a caminar sin ayuda nuestra, sintiéndome más fuerte y más fresco; perdió el color enfermizo de la cara, su orina se tornó más clara, y desaparecieron los dolores en el dedo meñique donde se hallaba la herida. Antes se le encogía un tanto un hombro. Pasó también eso. Mi marido se restableció. Empezó a salir para atender los asuntos de la parroquia. Y todo eso ocurrió tan pronto y en forma tan evidente... ¡ayunó solo 12 días! Durante todo el invierno estuvo muy bien de salud. Solo que se volvió demasiado valiente y dejó de observar la dieta siquiera más indispensable para la diabetes. Hacia la cuaresma (en marzo) empezó a quejarse del cansancio, cosa que ocurre generalmente con los enfermos de diabetes. Le aconsejé ayunar siquiera unos diez días. No quiso. Se puso a dolerle el dedo medio del pie izquierdo. No prestó atención, porque tenía mucho que hacer en la parroquia. El dedo se volvió negro. Llamamos al médico. Dice que se trata de la gangrena, y hay que operar sin demora. Ese mismo día, el cuarto de la semana de Pascua, mi marido fue al hospital. Pero no lo operaron en seguida, sino que cinco semanas más tarde le cortaron el dedo, y tres semanas después la pierna casi hasta la rodilla. Ahora está en el hospital ya hace 100 días y recibió 250 inyecciones de insulina y adecolina. Y cuando la pierna operada se le curó, empezaron a darle masajes en la pierna derecha para avivarla después de la larga permanencia en la cama, y mi marido fue atacado de la furunculosis, de manera que sigue aún en el hospital. ¿Hasta cuándo? Los médicos dicen que han hecho todo cuanto era posible: cortaron el dedo, la pierna, lavan con mucho empeño los furúnculos y dicen que todo depende de la voluntad de Dios. ¡Ah, si hubiera escuchado mis consejos y ayunado siquiera 12 días durante la cuaresma, hubiera conservado tanto el dedo como la pierna y no tendría furúnculos, todo eso no le habría costado diez mil dinaros y habría ahorrado penas y molestias tanto a sí mismo como a los suyos, como a sus colegas que ya hace cuatro meses los sustituyen en la parroquia!

Vuelvo un poco atrás.

La hermana de mi marido, Daniza L. Jankovich, maestra jubilada, ya hace tres años que, según lo han reconocido nuestros mejores profesores (de enfermedades internas y cirujanos), estaba enferma de cáncer que le afectaba el hígado, la vesícula biliar y el duodeno. Dijeron que no era posible someterla a la intervención quirúrgica. Lo reconocieron el invierno pasado, manifestándole: 'Viva hasta que pueda vivir'. El verano pasado declararon que no se podía ni aun llevarla al balneario de aguas medicinales. Permaneció durante algún tiempo en el hospital y luego se trasladó a una clínica a los efectos del diagnóstico y toda clase de exámenes. ¡Así que no había medicina! Ella estaba casi continuamente acostada con un calentador sobre el hígado... una enferma grave. Pero, cuando se enteró de que a su hermano Bosha le habían ayudado en forma tan evidente solo unos 12 días de ayuno, decidió ayunar también. En noviembre inició el ayuno. Lo soportaba con facilidad. Ya al cabo de 6-7 días caminaba ligero llena de bríos, se puso más alegre, sus dolores empezaron a declinar, paseaba por la calle sin sentirse cansada. Después de 20 días empezaron a salir con el agua del enema cálculos del tamaño de una avellana, lisos, como expresamente pulidos, luego una cantidad de cálculos más pequeños, parecidos a los que se encuentran en el estómago de una gallina, sin pulir [cálculos del tamaño de una avellana, salieron en total 12: nota de A. Suvorin], y, al final, arena, igual a la del río. Esa eliminación de cálculos duró un mes. Los dolores cesaron.

Ayunó 28 días y no pudo más. Cuando empezó a comer, sintió en el estómago un ardor y se puso mal. Al cabo de 10 días después de haber iniciado a comer, de repente empezó a vomitar sangre. Llamaron a un médico. Dijo que la enferma había tenido un abceso en el estómago que acababa de reventar. La sangre salió en forma de vómitos durante todo aquel día. El médico prescribió tomar durante seis semanas solo leche, pero ella decidió realizar un nuevo ayuno de dos semanas.

Ahora es una mujer sana; todo lo sana que pueda ser una mujer de 62 años de edad predispuesta a tener cálculos en el hígado.

Así que, según los diagnósticos de los médicos, ella padecía de cáncer, mientras que en realidad tenía cálculos en el hígado y la vesícula biliar y un abceso en el estómago. Ni eso ni aquello había señalado ninguno de los diagnósticos de los médicos.

Esta primavera los médicos le dijeron que le haría bien una cura en el balneario Vraniachca Bania. Ella se fue allá en el mes de mayo. Me parece, sin embargo, que su permanencia allí no fue de ninguna utilidad para ella.

Ahora ella no es una mujer condenada por los médicos a morir, sino que, eso sí una mujer entrada en años, pero bien 'conservada', con un bueno y sano color de la cara y movimientos rápidos y seguros. Ella me autorizó a escribirle a usted todo esto, y yo consentí porque los tres estamos ligados por un vínculo común: yo experimenté la cura en mí, mi marido en sí y su hermana también en sí.

Sinaida Jovanovich, esposa de arcipreste
1° de agosto de 1930
Belgrado, Mraovicheva Uliza, 10

¡El cuadro de una grave tragedia familiar provocada por los errores del diagnóstico y de la cura de los médicos! Póngase atención con qué prontitud llega la cura al aplicarse el ayuno. Los médicos hicieron el diagnóstico: "El cáncer". El diagnóstico era equivocado, y durante tres años la enferma se sentía cada vez peor. Mientras que yo pude decir a esa enferma cuando vino a verme que solo tenía cálculos en el hígado y, probablemente, una hinchazón más en el intestino, pero no cáncer, porque hallándose atacada de cáncer, ella no habría conservado las fuerzas como las había conservado en realidad. El ayuno debía aclarar en forma más precisa la naturaleza de la enfermedad. Fue aplicado y empezó a surtir sus efectos desde el principio, independientemente de si mi diagnóstico era completo o incompleto, acertado o desacertado. Y al cabo de veintiocho días a la enferma le pasaron los dolores, le salieron los cálculos, la hinchazón se convirtió en abceso, este se purificó y... la enferma se restableció. ¡Y todo terminó después de cuarenta y dos días de ayuno, al cabo de tres años de toda clase de curas de otra naturaleza!

Durante el ayuno el organismo no espera ni al médico ni a la botica sino que empieza solo a buscar el origen de la enfermedad, nunca se equivoca, se pone a roerla y pronto no queda de ella más que un recuerdo.

¿No es una enorme ventaja del ayuno la garantía de que durante la cura no se perderá tiempo? Si la salvación es posible, llegará de seguro, y si no llega, la traerán las fuerzas celestes de la naturaleza misma.

Y si eso sucede de acuerdo con la "ciencia" o no, para el enfermo resulta lo mismo, ¿no es así?

Arteriosclerosis. Presión subida en la sangre

G. Rall padecía de arteriosclerosis desarrollada y presión subida en la sangre, contra lo que la Medicina Académica, para vergüenza suya, conoce el único remedio antediluviano: ¡la sangría! Ya el primer ayuno trajo un considerable alivio, de manera que al cabo de seis meses el enfermo lo repitió, hallándose ambas veces bajo la vigilancia constante de un médico. Su cura y los resultados de la misma describe en la forma siguiente:

> Muy señor mío: Considero de mi deber agradable comunicarle a usted, para el archivo de sus observaciones, como también, de creerlo usted útil, para la popularización de la cura mediante el ayuno, el resultado de mi ayuno de 21 días emprendido de acuerdo con su consejo y bajo el control permanente de un médico.
>
> Tengo 50 años de edad, soy de estatura mediana, de alimentación normal. Exámenes repetidos por 'War' y 'Liquior' negativos.
>
> Datos subjetivos: dolor en la zona de la nuca que en momentos de emoción crece en intensidad; dolores en las piernas y el sacro, respiración entrecortada durante la marcha, vahídos, sueño deficiente y breve, irascibilidad, excitabilidad nerviosa subida, depresión mental.
>
> Datos objetivos: presión de sangre 150 mm. Pulso esforzado 82; los reflejos de las pupilas normales; los pulmones normales; el estómago y los intestinos normales. El corazón un tanto adiposo; una pequeña dilatación de la aorta; los tonos del corazón un tanto sordos. Los dolores en las piernas y el sacro de constitución podágrica. Arteriosclerosis desarrollada.

Se emprendió una cura mediante el ayuno de 21 días.

Resultados: al 3°-4° día desaparecieron los dolores en la nuca, y al 12° día los vahídos. Al 12° día pasaron los dolores en las piernas y el sacro, el sueño es ligero y tranquilo. Al final de la cura la presión de sangre 115 mm, tranquilidad mental; disposición de ánimo equilibrada y buena; la depresión mental cedió su lugar al interés por la vida y el deseo de obrar. La respiración entrecortada desapareció, los tonos del corazón son claros y fuertes.

1 ½ mes después de terminado el ayuno, la presión de sangre 120 mm, el pulso normal, el estado de ánimo equilibrado y tranquilo.

El resultado de la cura, su carácter estable, me alentó y dejó satisfecho, especialmente si se le compara con el efecto de la terapia médica.

Además de todo lo que acabo de exponer, he vuelto a adquirir la posibilidad, según la expresión plástica de usted, 'de meditar un segundo antes de dejarme arrebatar por la ira', lo que, en combinación con una disposición de ánimo equilibrada y tranquila, es de gran importancia en nuestros días. Por lo tanto, siguiendo su consejo, me propongo efectuar en verano de este año un ayuno de seis semanas, en la esperanza de fortalecer y purificar aun más el organismo.

Boris Vasilievich Rall,
antiguamente capitán de hidalgos de Staritzk
y juez de paz honorario
Belgrado, 23 I 1930

Al cabo de seis meses, el señor Rall repitió la cura, ayunando durante veinte días. He aquí los resultados:

Datos subjetivos: un estado físico excelente: desaparecieron: el dolor en el dedo grande de un pie; el zumbido en los oídos; la presión en la zona de la nuca. La eczema del cuero cabelludo de la nuca, considerablemente curada con los cursos anteriores, quedó curada por completo. Puedo leer durante algún tiempo sin anteojos. El cabello en la cabeza carece de depósito de grasa; tiene un brillo vivo.

Resultado objetivo: presión de sangre 118 mm. Mejora considerable de los fenómenos de la arterioesclereosis. Mejora considerable de los fenómenos podágricos (la articulación del dedo tiene un aspecto normal; al ser apretado, no se siente dolor; una considerable mejora de la nutrición de la piel en lugar de la antigua eczema, una piel pareja y fuerte); mejora de la nutrición del nervio del ojo (al leer puedo no recurrir a los anteojos durante cierto tiempo).

En contraste con los ayunos anteriores, el presente no provocó impulsos más frecuentes de orinar. La secreción de la orina es normal, como son normales también su concentración y color. Lo explico por el hecho de que, después del ayuno a fines de 1929, la consistencia química de la sangre se aproximó a la normal.

Debo observar aquí que ese curso de ayuno fue acompañado de una sensación constante de hambre intensa, mientras que antes ese fenómeno desagradable se notaba solo en los primeros días del tratamiento.

La disminución de la presión de sangre transcurrió en forma paulatina: al 5º día, 145 mm; al 10º-12º, 136 mm; al final, 120 mm; y el día siguiente al de la terminación del ayuno, 118 mm.

Creo inútil agregar lo que sigue: en diciembre del año pasado terminé la primera serie de ayuno, y entonces, al terminar la cura, yo tenía la presión de sangre de 115 mm, presión que en el transcurso de seis meses solo poco a poco llegó hasta 155 mm, cuando inicié el segundo ayuno. Así que el efecto del ayuno debe ser considerado como bastante estable, en cuanto a la presión de sangre, en contraste con el de la terapia médica (si tal resultado en general se hubiese producido).

De todo corazón le deseo a usted éxito en el noble camino de la ayuda a los que sufren.

Con sincero afecto,

Bor. Rall
Paodey, Banat, 9/VII/1930

GRAVE DOLENCIA DEL HÍGADO. CÁLCULOS. CONCRECIONES. DERRAME DE LA BILIS. "HA LLEGADO EL TIEMPO DE MORIR"

Una grave dolencia del hígado con el derrame de la bilis ha llevado al enfermo al diagnóstico brusco del médico: "¡Ha llegado el momento de morir!". Mediante el ayuno los ataques fueron eliminados por completo: "El hombre se olvidó de la existencia de la muerte".

Muy señor mío: Tengo 62 años de edad. Hace treinta años me enfermé de exceso de ácidos a raíz del estado morboso de los nervios. Cada tres años hacía un viaje a Carlsbad, sosteniéndome así en grado suficiente.

Hace veinte años el cirujano profesor Sapieschko en Odessa me ofreció con insistencia someterme a una intervención quirúrgica para eliminarme la vesícula biliar, porque, de lo contrario, en un futuro no lejano tendría que sufrir muchísimo, pudiendo todo terminar con una catástrofe.

Renuncié a la operación.

Hace cinco años estuve por última vez en Carlsbad, pero sin resultado alguno: no experimenté alivio.

Últimamente los dolores del hígado y de la vesícula biliar se agravaron hasta tal punto, que yo ya no podía comer nada: empezaron ataques prolongados con el derrame de la bilis. Los sufrimientos eran terribles.

Me dirigí a los médicos en procura de alivio. El uno me dijo que yo tenía cálculos en el hígado; el otro llegó a la conclusión de que me hacía falta una intervención quirúrgica inmediata; el tercero declaró cínicamente que ya era tiempo de morir.

El examen por medio de los rayos equis comprobó que yo tenía la concreción del hígado con la vesícula biliar. Y muchos otros diagnósticos vacilantes tuve que escuchar de los médicos.

Sintiendo y dándome instintivamente cuenta de que todos esos diagnósticos se hallan lejos de la realidad, resolví recurrir, como al remedio extremo, a la cura mediante el ayuno y la alimentación 'según el método de Suvorin' bajo su dirección por correspondencia. El primer ayuno que hice duró cinco días, luego realicé otro de diez días y finalmente aguanté un tercero de 29 días de duración, y adopté el método de alimentación vegetariano recomendado por el mismo Suvorin.

Actualmente todos los dolores desaparecieron; mi estado físico es admirable, mi estado moral excelente; estoy completamente sano y me he olvidado de la muerte.

Tengo el agrado de expresar mi más profundo y cordial agradecimiento al estimado A. A. Suvorin. Afectuosamente:

El ingeniero K. Sokolov
Enero 20 de 1930,
Dubrovnik, Kunitscheva, 256

Enfisema de pulmones. Fuerte dilatación de la aorta y mediana del corazón

A las enfermedades de la vejez se refieren las asmas de diversas clases y orígenes, la dilatación del corazón y de la aorta, el enfisema de pulmones, las enfermedades del hígado y de los riñones. Todas esas son enfermedades graves y penosas.

El general de infantería V. E. Flug, antiguo miembro del gobierno del general Chorvat en el Lejano Oriente, me comunica cómo por medio del ayuno se libró del enfisema de pulmones. El enfisema de pulmones consiste en la pérdida de elasticidad de los tejidos de los pulmones, debido a lo cual estos pierden la facultad de expeler en su totalidad el aire absorbido, y el enfermo experimenta una especie de asfixia.

En 1920, mediante los rayos X, me fue comprobada una fuerte dilatación del arco de la aorta y una dilatación mediana del corazón. Hasta el año 1924 no me curé de esas dolencias, pero para principios de ese año las mismas se desarrollaron hasta tal punto, que yo perdí toda capacidad para el trabajo: no podía pasar ni un cuarto de hora sentado a mi escritorio sin sentir fuertes dolores en el lado izquierdo del pecho. Esos dolores se repetían también en muchos otros casos, privándome con frecuencia del descanso nocturno, de la posibilidad de realizar movimientos prolongados, etc. La cura por medio de medicamentos surtía poco efecto; la capacidad para trabajar a la mesa de escribir no volvía. A partir del verano de 1926 ensayé a curarme mediante el ayuno. Realicé en total cuatro ayunos de 12 días cada uno (sin contar el entrenamiento previo), con intervalos de 4-5 meses entre dos ayunos consecutivos. Ya después del primer ayuno empecé a sentirme mucho mejor, y después del cuarto desaparecieron por completo todos los síntomas subjetivos. Los dolores en el pecho cesaron casi del todo. Actualmente trabajo a la mesa de escribir sin cansarme de seis a ocho horas seguidas. Si ha ocurrido una reducción efectiva de la aorta y del corazón lo ignoro, porque no me he sometido a un examen por medio de los rayos X, pero en general me siento completamente sano, a pesar de mi edad avanzada (67 años).

Considero mi deber atestiguarle mi profundo agradecimiento.

El general aplicó el ayuno en forma muy acertada, en primer término por su duración: su asma era de origen nervioso, y justamente en los primeros diez días de ayuno concluye el organismo la purificación general de la esfera de los nervios. Acertada fue también la duración de los intervalos entre los ayunos. Si el enfermo se hubiese apresurado y los hubiese hecho más cortos, habría gastado más energías nerviosas de lo que era normal para su organismo. Es cierto que, al hacerlo, habría obtenido más pronto la purificación total del organismo, pero, en cambio, no habría recibido tan pronto la sensación de la plenitud de las energías nerviosas: sensación de un hombre completamente sano, que siente que le bastan fuerzas para todo lo que le es necesario. Lo máximo obtiene del ayuno el que sabe descansar después del mismo, no solo con el cuerpo, sino también con los nervios.

Dos ayunos de cuarenta días cada uno a la edad de setenta y dos a setenta y cuatro años

He tenido enfermos entre siete y setenta y siete años de edad. El señor Duschan Velkovich (Belgrado), a la edad de setenta y dos a setenta y cuatro, soportó en el transcurso de un año y medio dos ayunos de cuarenta días cada uno, curándose de asma.

Y en cuanto a los niños y la juventud, en general, debo decir, a raíz de todos los experimentos que tuve que realizar en mi práctica, que el ayuno no solo no deprime ni perturba el desarrollo normal del joven organismo, sino que es soportado por este con suma facilidad, infundiéndole energía y aumentando su resistencia y fuerza física mediante la regeneración de la musculatura.

Mientras tanto recuérdese solo cuántas operaciones e internaciones de los hospitales soportan ahora los niños debido a la apendicitis y las "glándulas", cuántas semanas de un año permanecen en casa sin salir del aire libre debido a resfríos, anginas y toses, cuán penosamente insoportable y desamparada es la vida del pequeño ser atacado por la tuberculosis de los huesos. Recuérdense las máquinas de tortura que emplea la Medicina moderna para enderezar el esqueleto de los niños, y en las cuales los niños permanecen acostados, o mejor dicho suspendidos, durante meses y años... y el lector mismo apreciará la importancia del ayuno en la educación y crianza de los niños, porque de todas esas operaciones, enfermedades y torturas libra en forma estable el ayuno aplicado oportuna y acertadamente, ya que purifica de una manera enérgica y en breve tiempo la sangre y le da nueva fuerza.

¡Sí, es así! Para organismos jóvenes, especialmente los flojos, anémicos y escrofulosos, resultan sumamente útiles ayunos de corta duración −no más de veintiún días−, y los niños los soportan en forma excelente. La sangre se purifica y aviva, la propensión a los resfríos desaparece, se disuelven sin intervención quirúrgica los ganglios hinchados, cesan los catarros e inflamaciones, se fortalecen los pulmones y se purifica y sana la piel.

El ayuno ventila profundamente el joven organismo, aviva con nueva energía todos sus tejidos, los huesos inclusive, cerrando así el paso a la tuberculosis.

Los laboratorios médicos americanos comprobaron un hecho sorprendente: durante el ayuno, los huesos de los animales de sangre caliente se enriquecen en fósforo; los huesos entran durante el ayuno en el giro general de la sustancia en el organismo, y a ellos traspasa el fósforo que se libra de la parte débil y superflua de los músculos que se disuelve en ese período para la nutrición del organismo.

Muy pronto, naturalmente, entrará el ayuno como parte indispensable en el entrenamiento de todos los deportistas y atletas.

Ayuno de un niño de siete años. Inflamación pulmonar crónica. Ayuno de una niña de quince años. Apendicitis

Los padres me trajeron desde la provincia a su hijo Dragomir Nikolich de siete años de edad. El muchacho padecía de inflamación pulmonar crónica que le dificultaba la respiración y no le permitía jugar con sus camaradas. Le prescribí ayunar durante cinco días, pero ya en la mañana del quinto día aparecieron de nuevo los padres con su hijo: "El chico malo no quería ayunar más".

-¿Cómo te sientes? –le pregunté.

-¡Desde aquí hasta aquí todo limpio! –contestó alegremente el muchacho, señalándome a partir de la parte inferior del pecho hasta la garganta.

-Solo ha quedado aquí –y el muchacho me señaló la garganta.

-¡Breve y todo dicho! ¡Qué muchacho más inteligente!

-¿Vas a ayunar más?

-¡No! –cortó bruscamente el muchacho.

-Lo obligaremos –intervino la madre.

-¡No se puede! ¡No lo haga usted! El ayuno debe ser voluntario, si no, no dará lo que hace falta.

Le expliqué al muchacho que hasta que no se reponga no podrá jugar con otros chicos. Según me enteré luego, el muchacho ayunó más tarde dos veces, cada vez durante cinco días, por su propia voluntad.

El señor Jankovich (Belgrado, 10, Jilendarska) me llamó para que atendiera a su hija Milera, de quince años de edad. Después de cada Navidad, –probablemente debido a las golosinas y dulces comidos en abundancia, que en esa época del año constituyen también una tentación para los adultos–, la muchacha sufría un ataque de apendicitis. La Navidad se aproximaba, los padres conversaron con un médico, y este señaló el único remedio seguro: la operación. Pero entre las amigas de Milena había ocurrido un caso grave: a una muchacha de la misma edad que Milena la operaron de apendicitis, y con tan poca suerte que, despertada después de la narcosis, la muchacha allí mismo, en la mesa de operaciones, se desmayó. Le dieron varias inyecciones de alcanfor para que recobrara los sentidos. Durante cuatro meses y medio permaneció la muchacha en cama y, aunque se levantaba de vez en cuando, se le hinchó la pierna izquierda hasta tal punto que la circunferencia de la rodilla izquierda superaba en 3 cm la de la rodilla derecha. El sabio médico que la atendía tuvo el acierto de dar masajes a la pierna enferma, lo cual contribuyó naturalmente muy poco a su curación.

Ese caso asustó a los padres de Milena, y ellos resolvieron ensayar en lugar de la operación el ayuno.

He aquí el relato de ese ayuno de Milena misma, tal como fue publicado en la *Semana Ilustrada* (8/IV/1928):

> Una muchacha alta y esbelta estaba sentada bajo la pantalla azulada de la lámpara. En la sala se oía una alegre conversación. De repente cayó la frase:

-¿Usted ha ayunado?
-Sí, he ayunado durante 21 días.

En torno se pusieron a reír. No querían creer que esa esbelta muchacha con mejillas coloradas hubiese ayunado. Ella en cambio relata lo ocurrido en forma atrayente, entusiasmándose a favor del método de Suvorin.

Yo tenía una inflamación crónica del apéndice. Cada año en la misma época entre la Navidad y el año nuevo, terribles ataques.

-¿Y por qué no hicieron una operación? –preguntó alguien.
-Yo tenía miedo, y nadie se atrevía a hablarme de ella. Me asustaba lo que sucede con frecuencia después de la operación. Es por eso que resolví ayunar.

Durante tres días observé una dieta para prepararme, y luego, durante 21 días, tomé solo agua endulzada con miel o té.

-¡Ah, qué agradable es ayunar! –Se entusiasmó la muchacha. ¡Uno se olvida por completo de la comida, de la cena! ¡Si el estómago da aviso de su existencia, se toman dos o tres tragos de agua o de té, y todo ha pasado!

¡Y cuánto trabajo y tiempo requiere la comida! ¡Y los platos cansan tanto, que el hombre no puede ni verlos, y aún menos sentir su olor!

¡Qué bueno sería si el organismo se alimentase automáticamente, y el hombre no necesitase comer!

Yo, durante el ayuno, tenía tanta energía para el estudio. Estudié mucho mejor que antes, y si hubiera continuado el ayuno, sin duda habría tenido las mayores calificaciones en todas las materias. A los alumnos que estudian mal les aconsejaría ayunar.

Durante el ayuno sentí en mí todo lo que estaba enfermo. Así ocurre cuando uno toma baños minerales calientes; en el cuerpo se produce una reacción, y el agua encuentra todos los puntos enfermos.

¡Y las cosas que son arrojadas durante el ayuno por la boca! ¡Todos los bacilos que se ocultan en el hombre! Estoy convencida de que si un hombre completamente sano hubiese empezado a ayunar, también en él habrían descubierto sitios enfermos.

Dormía yo durante todo el ayuno en forma excelente, y me costaba trabajo levantarme a la mañana para ir al colegio.

Inicié el ayuno en la segunda mitad de septiembre. Cuando pasó el 21º día, lo primero que tomé fue un café blanco. Luego durante 13 días más observé una dieta.

Con miedo esperé la llegada de mi época fatal: entre la Navidad y el año nuevo. Esa vez después del ayuno estuve completamente sana durante todo el tiempo.

Ahora me siento en forma excelente, y si empieza a dolerme algo, volveré a ayunar.

Mi mamá ayunó también, y ayer fue el primer día que empezó a comer. Y durante todo el ayuno cumplía todos los quehaceres domésticos, preparaba la comida, y no hubo ningunas consecuencias malas ni para ella ni para mí. Aumenté en estos tres meses unos ocho kilos.

La valiente muchacha soportó tenazmente el experimento, el primero en este país para su edad. Durante todo el tiempo estuvo alegre, ágil y cuando se bañaba en el Sava, nadaba tan lejos que asustaba a su madre. Desde ese entonces han pasado ya casi tres años, y su salud no deja nada que desear. Su amiga, operada con tan poca suerte, siguió su ejemplo y también se puso a ayunar. Para el 18º día la hinchazón de la pierna izquierda disminuyó en ⅔, pero, por desgracia, la enferma dio un traspié en la calle y volvió a lesionarse la misma pierna. El ayuno fue interrumpido, pero la disolución de la hinchazón continuó, y pronto la misma desapareció por completo.

Las glándulas de las cuales padecen en las ciudades tantos niños, se curan en forma estable con el ayuno en dos semanas y media para años, siguiendo mi método. Este no puede, naturalmente, hablar de plazos más largos, ya que no tiene más que cinco años de existencia.

Conozco muchos casos en que gente joven, que en invierno siempre se enfermaba de resfríos y angina, se ha olvidado de esas enfermedades después del ayuno. Una joven de veinte años de edad, que sufría en invierno cinco ataques de angina, en el que siguió al ayuno no se enfermó ni una sola vez.

Hombres de una nueva fuerza

Los hombres viejos y los niños enfermizos se restablecen con el ayuno. ¿Significa eso que la gente joven y, en general, los hombres sanos no tienen necesidad de ayunar? ¿Para qué, si están sanos sin eso?

Pero, en primer término, cabe recordar que hoy día hay hombres sanos en el mundo. Todos tienen detrás suyo a una larga serie de antepasados que se alimentaron en forma terriblemente antihumana y llevan en su sangre su herencia, que ha reducido la vida del hombre moderno a unos setenta años. ¡Para remediar todo eso hacen falta no semanas, sino siglos de ayuno!

Pero lo principal reside en que el ayuno tiene la propiedad no solo de purificar y curar el organismo, sino también la de regenerar sus tejidos, y lo hace tanto más profundamente cuanto mayor es la reserva de energías del hombre, o sea cuanto más sano esté.

A un hombre sano le dará el ayuno, fuera de la cura, músculos y piel completamente nuevos, le dará un rubor en las mejillas, un vivo brillo en los ojos, el vigor general, la ligereza, la capacidad para el trabajo y hasta lo asegurará contra enfermedades; le dará una prole también capaz de luchar contra enfermedades y la herencia de los antepasados.

Y ese don del ayuno tiene su valor especial.

Todo deportista sabe que el tejido de los músculos tiene un límite en cuanto a su saturación con la fuerza. El hombre llegará a levantar con una mano 100 kg y no levantará ni 0,5 kg más, por más prolongados que sean sus ejercicios.

El ayuno resulta en ese caso un auxiliar inapreciable. Rápidamente, en el transcurso de pocas semanas, le quita el 30 % del volumen de sus músculos, saca de ellos toda la grasa, todo lo flojo, lo enfermo y lo viejo que hay en ellos, y todo ese peso perdido lo recupera el hombre al cabo de pocas semanas en forma de carne y músculos nuevos, fuertes y jóvenes. El cuerpo nuevo es siempre más duro, seco y pesado que la carne quitada. Usted volverá a su peso anterior, pero su talle ya no alcanzará sus dimensiones de antes: el nuevo cuerpo tendrá un volumen inferior al del viejo.

¡Pues bien, si uno se pone a ayunar cada mes de tres a cinco días (seguidos) verá el gran resultado al finalizar el año!

En cada ayuno el hombre arrojará de 3-5 kg de carne vieja y enferma y en su lugar adquirirá otro tanto de carne nueva y joven, así que en el transcurso de un año se quitará 48 kg de carne y músculos flojos y los sustituirá por igual cantidad de carne y músculos vigorosos y frescos.

¡Se trata de un rejuvenecimiento completo; 50 kg por año!

Y todos esos músculos nuevos tienen un nuevo límite de saturación con la fuerza. Por lo tanto, después de cada ayuno prolongado los músculos crecen y se fortalecen automáticamente; en el transcurso de cuarenta días de ayuno crecen y se fortalecen en un 10 %-15 %, cualquiera que fuese su fuerza antes.

¿Hasta qué límite se puede llegar en la fuerza si anualmente la misma aumentará de por sí solo un 15 %? ¡Al cabo de cinco años constituirá ello no el 75 %, sino mucho más! ¡Calcule el lector!

Para los deportistas y atletas el ayuno abre posibilidades completamente nuevas y naturalmente entrará muy pronto como base en todos los métodos de entrenamiento y sistemas gimnásticos.

Úlcera en el estómago. Sin comida ni bebida durante catorce días. Ayuno durante cuarenta y siete días

El ayuno devuelve ánimo y frescura a los hombres cansados de la vida y de los años, vigoriza los organismos más tiernos y cura las enfermedades tan persistentes y agotadoras que atacan a personas de todas las edades, como la úlcera en el estómago (intestinos).

Primero citaré casos graves en que los médicos consideraban indispensable la intervención quirúrgica inmediata.

El general Leontovich me escribe desde Kischeneff:

> En agosto del año pasado llegó a Kischeneff desde Soroki para verme el general Pedro Abramovich Ovchinnikoff, a quien conozco bien desde hace tiempo. Llegó en un estado tal, que creía que no le quedaban más que unos pocos días de vida. Vino a Kischeneff para someterse a una operación, porque hacía dos meses que sufría terriblemente; no comía, no dormía y había enflaquecido de un modo increíble: ¡en una palabra, era un cadáver ambulante!
>
> Fue a consultar a los médicos. Estos llegaron a la conclusión: úlcera en el estómago; operación. Con esa nueva vino al día siguiente a verme.

'Su aspecto es malo –le dije– y sus cosas van mal. ¿Pero sabe lo que haría yo en lugar de usted? Me pondría a ayunar, como lo recomienda Suvorin'. Al decir eso, le entregué los artículos de usted.

Después de haber concluido su lectura, unas dos horas más tarde, Ovchinnikoff resolvió ayunar, renunció a la operación e inició el ayuno. Durante catorce días no comió ni bebió absolutamente nada. Luego empezó a alimentarse poquito a poco con leche. A fines de la segunda semana empezó a sentirse mejor, los dolores disminuyeron, luego pasaron del todo, y finalmente el enfermo quedó restablecido por completo. Hace poco estuvo aquí nuevamente. Ha engordado, se ha puesto más sano, tiene un excelente apetito y un magnífico estado de ánimo, que no conoció nunca antes.

He aquí un enfermo grave más, condenado por los médicos a una operación, pero que la evitó perfectamente:

Muy señor mío: Considero mi deber comunicarle a usted los resultados de mi ayuno de 47 días y, al mismo tiempo, expresarle mi sincera gratitud por sus consejos que leí en el libro de usted.

Yo estaba enfermo del estómago. Tenía vómitos con sangre. No podía comer nada. Los diagnósticos de los médicos eran diferentes: úlcera en el estómago, pulmones. Habiendo leído el libro de usted, resolví ensayar la cura mediante el ayuno. Durante el mismo me guié exclusivamente por su libro.

Antes del ayuno pesaba 80 kilos. Para el 20º día se me paralizó un brazo; no interrumpí el ayuno ni me dirigí al médico. Al 25º día el brazo se curó. Al 30º día empezaron a dolerme las glándulas de la garganta, me vendé el cuello. Al

35º día el dolor de las glándulas cesó, la hinchazón desapareció. La lengua se despejó completamente al 47º día de ayuno. Durante todo ese período tomaba diariamente medio litro de agua hervida, observando el resto del régimen de acuerdo con el libro. De acuerdo con el mismo inicié también la vuelta paulatina a la alimentación normal. Para el 47º día mi peso quedó reducido a 60 kilos. El período de alimentación con sémola por poco termina trágicamente: una vez la polenta fue preparada, por equivocación, no de sémola, sino de galletas pisadas. Las comí; los dolores fueron terribles, hasta la pérdida del conocimiento. Ayudó un enema. Hasta la fecha (han pasado tres meses) tengo un apetito colosal, pero trato de comer en forma módica. Mi peso actual es de 100 kilos. No tengo dolores en el estómago. Siento salud perfecta y energía constante. Tengo 42 años de edad. Lo saluda respetuosamente con sincero agradecimiento el teniente Polupanoff.

Llama la atención cómo se renueva el organismo en sus fuerzas y energías después del ayuno. El peso del teniente Populanoff antes del ayuno era de 80 kg, después del mismo 60 kg y tres meses más tarde 100 kg. Y mientras tanto los médicos asustan a los enfermos continuamente: "Ayunando adquirirá usted una anemia incurable, los intestinos se encogerán, el estómago perderá la costumbre de funcionar. ¡Créanos, estamos perfectamente enterados de todo lo que se refiere al ayuno".

Si lo saben ustedes, ¿por qué curan con él, sino que dejan a los enfermos sufrir enfermedades "incurables" y los mutilan y matan con operaciones de las cuales libra el ayuno?

La señora Gaschich (Belgrado, calle Drinchich 21), de sesenta años de edad, me llamó porque se le produjo una úlcera en el estómago. Vómitos con sangre y pus. Los médicos exigieron una operación inmediata. La señora Gaschich prefirió el ayuno, sintió inmediatamente alivio y al cabo de solo diecisiete días partió para Kragüevatz: la úlcera se le cerró. Ahora se trataba solo de dejarla cicatrizarse por completo, mediante una alimentación cuidadosa. Se consiguió también eso.

El siguiente caso con la úlcera en el estómago es corriente, tanto por el curso de la cura como por todos sus detalles.

> Muy señor mío: Hoy ya es el sexto día que como. El apetito es excelente. Ya hace tres días que no me he aplicado enemas. El estómago y el intestino funcionan perfectamente. Las evacuaciones del estómago son regulares.
>
> He ayunado en total 25 días. Tengo 40 años de edad. Inicié el ayuno el 15 de agosto de 1929, teniendo 174 cm de estatura, 60 kg de peso, 72 cm de cintura, 87 cm de pecho y 36 cm de cuello.
>
> Lo terminé con la estatura de 174 cm, el peso de 52 kg, la cintura de 63 cm, el pecho de 80 cm y el cuello de 33 cm.
>
> Debo decir que antes del ayuno tuve durante tres semanas hemorragia provocada por una úlcera en el estómago y en todo ese tiempo o no comí nada o solo muy poco, observando en este caso un régimen puramente lácteo. Debido a ello ya antes del ayuno perdí 5 ½ kilos de mi peso normal. Agregando a ello la pérdida de peso durante el ayuno –8 kilos– llegamos a la pérdida total de 13 ½ kilos.
>
> Inicié el ayuno con la temperatura 36,4 ºC y lo terminé con 36,2 ºC.

Al 11º día yo ya no sentía dolor en el estómago, aun oprimiendo con los dedos en el sitio de la úlcera. Al 14º día desapareció el dolor que se sentía antes al ser oprimido el intestino.

El sueño fue en los primeros dos días intranquilo, y luego hasta el día 17, breve, pero bueno y profundo (4-5 horas).

El estado físico durante todo el tiempo: frescura y energía. El estado de ánimo bueno. La lengua durante el ayuno se despejó varias veces casi por completo, en general, empero, tuvo una capa blanca y amarillenta.

Tanto el estómago como los intestinos funcionaron durante todo el ayuno. El hambre la sentí en mayor o menor grado durante todo el tiempo, especialmente por la noche del 17º y el 23º días [por regla general, el apetito desaparece a partir de la noche del primer día; nota de A. Suvorin].

El pulso marcaba en los primeros 10 días por la mañana de 60-68 latidos; en los 10 días subsiguientes, de 50-72, y en los últimos 10, de 46-50.

En los primeros 10 días sentía vahídos al levantarme por la mañana. Tuve uno singularmente fuerte al 19º día por la mañana, lo que fue, en mi opinión, la consecuencia del cambio del purgante: en lugar del agua de Francisco José, tomé ese día la sal de Carlsbad.

En las piernas sentí durante todo el ayuno firmeza. Estuve continuamente en movimiento.

Así transcurrió mi ayuno. En general pasó en forma muy fácil, sin un esfuerzo especial alguno, y sus resultados me han dejado plenamente satisfecho. Ayer me pesé por primera vez después del ayuno y quedé sorprendido: en cinco días aumenté 8 kilos. En atención a ello, hoy tomé solo café blanco. Es cierto que al segundo día ya comí puré de papas con grasa, y hasta carne y jamón. El estómago lo digirió todo bien. Digiere ahora excelentemente tanto la cebolla, como manzanas y peras crudas. Al tercer día comí pollo frito con papas y tomé dos vasos de vino tinto con agua de soda. Sé que resultaría mejor comida vegetal, pero soy carnívoro, y además quise aumentar un poco el peso: me cansé de tener solo piel y huesos. Saludos cordiales.

Milutin Petrovich, cura

Sretan Krstich, talabartero (Calle de Garvig 10, Belgrado). Úlcera en el estómago. Ayuné durante 34 días. Ya van tres años que estoy completamente sano. Durante los 34 días de ayuno perdí 13 kilos, y en otros tantos días de comer aumenté más de 22 kilos.

Beliy Monastyr
Barania, 14/VIII/1929

A todo eso voy a agregarle lo siguiente: durante cinco años de práctica tuve que tratar cerca de mil casos de úlcera en el estómago o los intestinos, por regla general graves y que habían ya pasado la cura de otros médicos. Entre todos esos casos no hubo ni uno solo en que el enfermo no se hubiese curado de su cruel enfermedad.

Ayuno en grupos

El alto porcentaje de éxitos de la cura mediante el ayuno se pone de manifiesto en forma bien clara cuando el ayuno se efectúa simultáneamente por un grupo de personas.

Justamente con el teniente Polupanoff, en la brigada de cosacos alojada en Belischa, cerca de Osek, en verano de 1928, se curaron mediante el ayuno varios oficiales y soldados. Ocho de ellos (con el teniente Polupanoff) me han enviado comunicaciones sobre su ayuno. A continuación cito breves extractos de las mismas:

1) Teniente primero Schramko: durante dos años sufrió agudos dolores en la región del hígado. La fotografía con rayos 'X' descubrió la inflamación de la vesícula biliar. Ayunó durante veintinueve días. A partir del 18º día empezó a sentir una fuerte debilidad, debido a la cual suspendió el ayuno. Después del ayuno siente solo un dolor en el hígado, dolores agudos han desaparecido.

En casos de la inflamación del hígado o de la vesícula biliar, en general no se recomienda ayunar más de dos semanas y media de una sola vez, pero conviene repetir el ayuno varias veces. Entonces la inflamación pasa sin complicaciones.

2) Subteniente Priymak: ayuno de veinte días. Los primeros días no se sentía bien. Pasados los seis días empezó a sentirse mejor.

> Mi enfermedad era el catarro de la garganta y dolores en los hombros; no sé si se trataba de reumatismo o de otra cosa, pero lo principal es que después

de 20 días de ayuno todo eso desapareció. Ahora me siento completamente sano. En los primeros días el enema debilitaba mucho, mientras que después de 6 días empezó a mejorar el estado físico.

3) Subteniente José Vasilenko: "Durante un año sufrí mucho del estómago. Ayuné durante 14 días. Perdí de mis 60 kilos, ahora me siento completamente sano 'en cuanto al estómago', y ya tengo más de 62 ½ kilos de peso".

4) Cabo primero Sem. Gunko: estaba enfermo de úlcera en el estómago desde el año 1925. Ninguna cura daba resultado. Ayunó durante catorce días. Soportó el ayuno no con mucha dificultad. Le dolía la cabeza, pero después del enema el dolor cesaba. Trabajó durante todo el tiempo, pero el trabajo no era pesado. "Ahora como toda clase de comida que antes no podía comer: carne y lo demás. Puedo tomar también bebidas alcohólicas, cosa que antes no podía. Me siento excelentemente".

5) Sargento Bulgakoff: catorce días de ayuno. Causa: estómago. Todo el ayuno pasó bien. "Ahora el apetito es bueno y me siento bien."

6) Pedro Kasian: ayuno de veintiún días; durante todo ese tiempo perdió 13 kg de peso. Luego de haber empezado a comer, los recobró en cuatro semanas. Recurrió al ayuno para curarse del catarro del estómago y la garganta, que lo aquejaban durante diez años. Ahora la garganta está bien; en cuanto al estómago, continúan los eructos. Es posible que haya ayunado demasiado poco. "Si estoy vivo me decidiré en primavera a ayunar durante 40 días".

7) J. T. Rasumichin: veinte días de ayuno.

Ayuné para librarme de la enfermedad del estómago y la ciática, de las cuales padecí durante siete años. A partir del noveno día me sentí muy enérgico y ligero. En 20 días perdí 9 kilos, habiendo empezado con 59 kilos de peso. Al cabo de 10 días que siguieron al ayuno, el peso fue recuperado, y cuatro días más tarde yo pesaba 63 ½ kilos. El estómago antes del ayuno funcionaba mal, después del ayuno funciona admirablemente. Pero lo más importante es que me he librado de mi enfermedad principal, la ciática. Antes no podía trabajar más de dos semanas, sin tener que dirigirme a los médicos, los cuales no me curaban, sino que me libraban temporariamente de los dolores. Mientras que ahora trabajo (trabajo muy pesado) durante más de ½ año, y ni una sola vez fui al médico, a pesar de lo cual me siento excelentemente. En primavera proyecto ayunar durante el plazo completo.

Según se ve, todos los componentes del grupo que efectuaron el ayuno se curaron de la enfermedad –a veces de años de duración– o experimentaron un gran alivio y recuperaron su capacidad usual para el trabajo.

Ayunos largos y breves

¿Cómo ayunar?: ¿durante plazos largos o breves? Es una cuestión muy seria de la cual trato detalladamente en el libro *Práctica del método*. Pero para los casos sencillos sin grandes complicaciones, los resultados se determinan no tanto por la duración del ayuno, como por el cuidado y prudencia con que el paciente lo realiza. El ayuno de por sí no trae consigo catástrofe alguna, todos los errores del ayunador pueden ser corregidos, pero naturalmente conviene no cometerlos. Si el que ayuna ha sabido apreciar debidamente sus fuerzas, siempre se dará cuenta a tiempo que el ayuno empieza a arrebatárselas en exceso, y suspenderá el ayuno. Pero si por primera vez toma un plazo demasiado corto, también se dará cuenta de ello y repetirá la cura. Los tres casos relatados a continuación ponen de manifiesto que cada cual puede ayunar durante mucho tiempo sin grandes dificultades, así como durante poco tiempo con resultados suficientes. ¿Cómo elegir? Eso depende ante todo de la naturaleza de la enfermedad del ayunador y de su resistencia.

Conviene saber lo siguiente: para curarse mediante el ayuno, cada cual, por más que esté agotado por la enfermedad, tiene fuerzas físicas suficientes; todo depende de la fuerza psíquica, o sea del ayunador mismo, eso es todo.

En la revista de los bautistas, *Glasnik,* encontré inesperadamente la comunicación del señor Pedro Kacharevih (Surduliza):

Cómo me he curado de 100 enfermedades

Estuve enfermo durante dos años y gasté 20.000 denaros en médicos, remedios y viajes a balnearios, pero sin éxito. Evangelio de Marcos V, 25, 26 ('Una mujer que sufría de hemorragias durante 12 años tuvo mucho que sufrir de numerosos médicos, agotó todo lo que tenía, no recibió ayuda alguna, sino que llegó a un estado aun peor'). Entonces me enteré del ayuno según el método de un tal Suvorin, médico popular ruso en Belgrado. Pero primero fui a ver al jefe del hospital del distrito de Nisch. Él me examinó y me dijo que fuera a casa porque todos tendríamos que morir. Eso me pareció poco. Me dirigí a I. St., boticario famoso en Skoplia. Ese me dijo que para mí no había remedios. Desalentado regresé a casa y resolví ayunar durante 20 días. Habiendo soportado ese ayuno, me sentí muy bien y bastante mejorado. Eso fue a fines del año 1928. Pero, poco a poco, todas las enfermedades mencionadas a continuación empezaron a volver, en atención a lo cual en 1929 realicé un segundo ayuno de 20 días. Después de eso aumenté de peso unos 12 kilos, pero, no obstante, no me sentía del todo sano. Finalmente, resolví ayunar durante 41 días, y lo hice ciñéndome estrictamente a las reglas. Ahora siento haberme separado de todas mis enfermedades y haber recuperado completamente la salud.

Las enfermedades que yo tenía eran las siguientes: fuerte neurosis, dolores de cabeza, terrible irascibilidad, caída del cabello, dolores de muelas, asma, catarro e hinchazón del estómago, dilatación de la aorta, triquinosis, reuma en los brazos y las piernas, celos exagerados, meticulosidad y todas las demás enfermedades que hay en el mundo.

Gracias a Dios, ahora estoy sano, y todas las enfermedades me han abandonado. Le doy las gracias por haberme dado las fuerzas y la paciencia necesarias para aguantar todo eso, y aconsejo a todos los hermanos y hermanas que sufren de tales enfermedades internas soportar un ayuno de 41 días, estrictamente según las reglas del señor Alexi Suvorin, con amor y esperanza en Dios, y quedarán salvados. Yo, por mi parte, destino para una obra de piedad mi ganancia de un mes, y doy gracias a Dios por haberme dado fuerzas y energía para soportar con paciencia la resolución adoptada.

El señor Pedro Kacharevich obró muy acertadamente: cuando después del primer ayuno breve empezaron a volver las enfermedades, no llegó a la conclusión de que el ayuno no servía contra las mismas, sino que repitió dos veces la cura que una vez ya le había ayudado, y no se equivocó. Obró aun con mayor acierto, cuando, después de haber recibido inesperadamente tal alivio de Dios, no se olvidó de demostrar su gratitud y alivio a otros hombres la vida y la lucha por la misma, según pudo.

El general V. Vlasenko (Valievo) me escribe:

> Han pasado 3 meses desde la terminación de mi ayuno de 40 días, y me siento completamente bien y lleno de energía como nunca. Inició el segundo ayuno para arrancar la enfermedad con la raíz, aunque dos médicos (uno ruso y otro serbio), que me atendían antes de mi primer ayuno, encuentran que de mi catarro de estómago de más de 25 años de edad no ha quedado ni rastro. Le agradezco a usted infinitamente: ya van 5 meses, o sea casi a partir de la iniciación del primer ayuno, no sé lo que son dolores en el estómago, y mientras tanto esos dolores continuos y cotidianos me torturaron durante muchos años. Mis conocidos no se cansan de maravillarse ante los resultados de la cura y muchos han seguido mi ejemplo. De todo corazón le deseo éxito en la lucha.

Tal es el efecto de ayunos prolongados. Pero he aquí el resultado de algunos más cortos. Escribe el señor A. Hudriakoff desde India:

> Durante unos 10 años sufrí de dolores en el hígado y el estómago y, siguiendo el consejo de los médicos, recurrí a todos los remedios médicos; en 1924 experimenté la cura en el balneario de Vraniachek, pero sin resultado alguno.
>
> Habiéndome enterado por los diarios de su método de purificar y curar el organismo por medio del ayuno, el año pasado (1926) experimenté el ayuno durante 15 días, y ya va un año que no siento ningunos dolores ni en el hígado ni en el estómago; este año soporté un ayuno de 28 días de duración y me siento completamente sano. Ya tengo 60 años de edad y creía que esas enfermedades me llevarían a la tumba, mientras que ahora, habiéndome librado de ellas, le expreso a usted mi sincera y profunda gratitud por su sabio remedio.

Cada cual puede elegir lo que más cuadra para su naturaleza, sus circunstancias personales y su enfermedad. Cada hombre debe ser ante todo su propio médico.(5)

El mecanismo de la cura mediante el ayuno

Yo podría continuar citando aún muchos ejemplos de curas maravillosas por medio del ayuno. Cada día trae decenas de nuevos ejemplos que prueban en forma convincente la extraordinaria fuerza de la influencia ejercida por el ayuno sistemático y prolongado, sobre lo que suele llamarse hoy "enfermedades" (por lo menos, sobre el 95 % de las mismas). Pero mi tarea no consiste ahora en probarlo, solo en exponerle al lector por medio de hechos el mecanismo mismo de la liberación del hombre de la enfermedad, porque entonces enseguida será claro que el resultado de ello debe ser enorme para la Medicina Práctica.

Uno de los que realizaron un ayuno de cuarenta días, un tal señor N. Milichnikoff, tuvo la feliz idea de reunir en un recipiente todas las secreciones que le salieron por la boca y la nariz en los últimos diez días de ayuno.(6) Me lo mostró. Si el lector hubiera visto toda esa porquería y podredumbre y se hubiera imaginado siquiera por un segundo que todo eso se encontraba en el hombre y lo estaba envenenando, inmediatamente

---

(5) A partir de la página 71 hasta acá, tomado de la última correspondencia del autor. Por eso el lector no encuentra esta parte ni en la edición primera rusa ni en nuestra traducción árabe [nota del traductor].

(6) La grasa que se deposita en el hombre de la carne, conserva la temperatura de derretimiento igual a la de la grasa del animal correspondiente. Así la grasa de carnero se derrite a la temperatura de 55°, la de vaca a la de 40°, la de cerdo a la de 30° y la de ganso a la de 23°. La grasa de hombre se derrite a la temperatura de 27° y se forma exclusivamente de alimentos vegetales. Siempre está listo para el aprovechamiento, mientras que los demás requieren previa transformación, para lo cual el organismo ocupado con la digestión, no tiene ni tiempo ni fuerzas.

se daría cuenta de que, sin la eliminación de esas materias, el hombre sencillamente no puede estar sano y tiene que sentir dolor y podredumbre en todo su cuerpo, es decir, experimentar la sensación de su descomposición física general, que con tanta facilidad se llama entre nosotros neurastenia.

En el efecto que el ayuno produce sobre las enfermedades, se notan siempre tres particularidades:

1) El mecanismo de ese efecto es, ante todo, la liberación mecánica del organismo del germen morboso, la extirpación de las raíces mismas de la enfermedad, su eliminación completa;
2) Ese efecto abarca siempre todo el organismo, y no solo su parte afectada por la dolencia, un órgano suyo.
3) Se guía ese proceso por una superior consciencia psíquica del hombre, la cual, al chocar con el mundo inferior de las bacterias, tiene la fuerza de matarlas en el acto. En efecto, si el hombre no se debilita a sí mismo, si concentra de veras su voluntad para librarse de cualquier enfermedad, por más "invencible" que sea, al encontrarse con la invisible pero poderosa reina de la Medicina moderna, la bacteria, tendrá la fuerza para matarla; ¡él a ella, y no ella a él!

¿Quién es más fuerte en esta última lucha?: ¿el hombre o esa terrible enfermedad? He aquí una contestación satisfactoria.

Todavía hace poco se consideraba en la ciencia que la digestión en los intestinos del hombre se efectuaba por la acción de las bacterias, sin las cuales el proceso de la digestión resultaría imposible: la bacteria en algo era más fuerte que el hombre. Y he aquí, hace quince años, el doctor Kellog realizó interesantes experimentos para resolver cuáles bacterias en el intestino del hombre eran normales y útiles para este, y cuáles heterogéneas y perjudiciales.

Esos experimentos dieron, inesperadamente, la contestación a la pregunta: ¿quién es más fuerte en la lucha sobre el terreno de las "enfermedades", el hombre o la bacteria?

A una serie de personas de salud normal se le daba una comida minuciosamente esterilizada, y con sus excrementos se preparaban cultivos de bacterias. Se esperaba encontrar colonias abundantes de bacterias; en realidad, empero, se comprobó al principio la presencia de una cantidad reducida de las mismas, y al cabo de diez días se llegó a un resultado completamente inesperado: ¡en los cultivos no fue encontrada ni una sola bacteria! Más aún: cuando esas mismas personas, en lugar de la comida esterilizada, empezaron a darle otra común sin esterilizar, en los excrementos de algunos de ellas fueron comprobadas bacterias, pero en los más de los casos, los excrementos resultaron asépticos (¡libres de bacterias!).

Eso constituye una prueba de que, primeramente, la presencia de bacterias en los intestinos no es más que el resultado del descuido del hombre y trae su origen de los alimentos que él mismo toma, y luego que los jugos gástricos o intestinales hasta tienen la fuerza de matar bacterias. ¡Con tal que no se perjudique él mismo, dado que puede gozar de una salud ideal, y cada "hoy" ser aún más sano de lo que era "ayer"!

Así que, de entre dos seres en luchas: el hombre y la bacteria, mata el hombre si no debilita a sí mismo y es capaz de librarse a tiempo de este debilitamiento.

¿PUEDEN CURARSE MEDIANTE EL AYUNO PERSONAS DÉBILES, ANÉMICAS, ENFERMAS DE TUBERCULOSIS?

Al tratarse del ayuno como procedimiento curativo, la situación de las personas anémicas y atacadas de tuberculosis, así como de las débiles en general, es la más desafortunada. Experimentando a cada instante, en cada movimiento, los efectos de la debilidad y la salud quebrada, se agarran nerviosamente al delantal de la Medicina que procede según la ciencia, que merecía tal nombre hace veinticinco años, y que trata de curarlas a ojos cerrados por medio de una alimentación "reforzada", llevándolas, a menudo, a la tumba.

En efecto, en el atacado de las enfermedades mencionadas ya sin esto están pudriendo los pulmones y los huesos, y sin embargo se le agrega más podredumbre: manteca, huevos, leche y carne, carne, carne. Mientras tanto todas esas sustancias son material para la podredumbre y dejan después de sí residuos que se depositan en la sangre, envenenándola y agotando los riñones y el hígado con trabajo excesivo. "¿Cómo, también se prohíben los huevos y la leche?", exclamarán muchos. ¡Ciertamente, si constituyen la parte principal de la comida la leche absorbe una parte excesiva del apetito y los jugos digestivos del enfermo, casi no dándoles hierro, mientras que los huevos... el blanco en ellos carece casi de todo efecto nutritivo, al paso que la yema con azufre y grasa, al encontrarse con el jugo de carne, produce gases sumamente perjudiciales y ensucia el hígado! Empero, el veneno principal de esta alimentación es la carne, que se pone en venta solo después de haber pasado del estado rígido en que se encuentra inmediatamente después de la matanza, al blando, o sea a la fase siguiente de la descomposición. Y lo que es la carne como alimento lo demuestran las cifras siguientes. En los mercados de las ciudades más cultas, los inspectores sanitarios echan al suelo la leche en que se descubren más de diez mil bacilos por cada gramo de volumen. Mientras tanto, según el análisis del doctor Roderik, especialista del Battle-Krick-Sanitarium, he aquí la cantidad de bacterias que se encuentran en cada gramo de las diferentes clases de carne y en el estiércol de animales domésticos... ¡sí, en el estiércol!

Bife	1.500.000
Bife hamburgués	75.000.000
Hígado de cerdo	95.000.000
Estiércol fresco de ternero	15.000.000
Estiércol fresco de cabra	20.000.000
Estiércol fresco de caballo	30.000.000

Las muestras de carne fueron tomadas en siete mercados, directamente de los puestos de venta. Las bacterias en la carne resultaron las mismas o parecidas a las encontradas en el estiércol, y entre ellas siempre se encuentran las clases habituales para el intestino humano enfermo. Para la destrucción de muchas de ellas no basta la temperatura habitual de la cocción, hace falta someterlas al efecto de 115º C durante por lo menos dos horas. Rogé dice que si se puede dar, a veces, caldo a las personas sanas, no se le puede dar de ninguna manera a las enfermas, porque la mitad de materias duras en él son toxinas, o sea venenos intestinales. ¡Y con semejante comida se va llenando el enfermo siguiendo las indicaciones de la "ciencia"!

¿Cómo puede un hombre debilitado tanto por la tuberculosis como por la ciencia, atreverse a emprender el ayuno para curarse? Y sin embargo, justamente esto es lo que le hace falta. Además, es necesario también que en cada caso dado, el ayuno esté bien ajustado a las condiciones especiales del organismo en cuestión. Si, por ejemplo, el enfermo padece de una anemia efectiva (es decir, de una deficiencia real en la producción de la sangre, y no solo del debilitamiento de esta por toda clase de residuos), su ayuno reclama procedimientos especiales y posee sus peculiaridades.

El enfermo de tuberculosis es un hombre infectado por las bacterias, el anémico solo será expuesto a esa infección. Las bacterias, de por sí, no son más que hongos, moho. Se desarrollan allí donde hay terreno propicio para ello, donde hay suciedad y abundancia de albúmina y de sus derivados. Y la lucha directa contra ellas es, en primer término, la limpieza, porque el organismo puro está protegido contra las bacterias y las mata cuando ellas penetran en él. ¡Y el ayuno es, ante todo, la purificación (la limpieza)! ¡Él es lo que hace falta aquí! Pero... naturalmente es tan temible para los anémicos y los tuberculosos dar el primer paso: "¿De dónde voy a sacar fuerzas durante el ayuno, cuando yo ahora carezco de ellas?, ¿de qué formará mi organismo la sangre, si yo dejo de comer?", son las preguntas que se hace el enfermo.

Pero la cosa es que en el organismo de ese hombre, justamente por estar tuberculoso, no solo existe esta sensación de debilidad, sino también, y esto sin lugar a dudas, la abundancia en la sangre de toda clase de basura que la ensucia, y para que el hombre llegue a sentir en sí fuerzas, lo primero que debe hacer –por ser lo más sencillo– es expulsar de sí toda esa basura superflua. Ya por efecto de esto solo le aumentarán las fuerzas, y él enseguida adquirirá energías para la formación de una nueva, fresca, fuerte y vigorosa sangre, para la cual su organismo encontrará material en sí mismo. ¡Sí, tal como suena, en sí mismo! Permítale solo... no, ayúdele directamente a recurrir a esas provisiones interiores que son inaccesibles para él durante la alimentación común por el estómago, pero se abren ante él en el ayuno –¡y solo durante este! Ayúdele en forma muy sencilla: mediante la abstención de toda otra alimentación. Entonces él mismo se echará ávidamente sobre esta basura en su interior, tomará de ella todo lo que encontrará precioso para sí, y el resto... lo arrojará por la boca. ¡Él todo lo tiene listo para ello, tanto el mecanismo, como el método y el material! Por el momento lo detiene solo usted, imponiéndoles por intermedio del estómago la comida y el trabajo de los cuales él no puede librarse, a pesar de que lo ahogan, así como ahogan también a usted. ¡Así que déle usted el permiso correspondiente! ¡No entorpezca su acción... y usted se salvará!

La máquina humana está construida para la vida, y no para la muerte

Dos palabras acerca de cómo funciona la fábrica de sangre.

La fabricación de sangre transcurre en el hombre con una energía realmente asombrosa. ¡Por ella sola se puede juzgar para qué gigantesca misión en los siglos futuros se va forjando el ser humano!

En la sangre de un hombre medio (65 kg.) hay, como promedio, treinta trillones (30.000.000.000.000.000) de glóbulos rojos. Cada uno de ellos vive seis semanas. De ahí se desprende que cada segundo –¡segundo!– en el hombre mueren siete millones (7.000.000) de glóbulos rojos, y, naturalmente, otros tantos deben nacer para que se conserve en el organismo el equilibrio. ¡He aquí las proporciones del funcionamiento de la máquina que fabrica la sangre! Glóbulos blancos hay en la sangre aproximadamente mil veces menos –con la norma de glóbulos rojos de cinco a seis millones (5.000.000 a 6.000.000) sobre cada mm³, la de los blancos se calcula de seis a siete mil (6.000 a 7.000) por igual unidad de volumen. La misión de los glóbulos rojos es, al pasar por los pulmones, absorber del aire con su superficie el oxígeno, distribuirlo por todo el organismo y, acumulando en todas partes por el camino el óxido de carbono, expulsarlo a la vuelta también por los pulmones. Los glóbulos blancos, en cambio, desempeñan en nuestra sangre el papel de policía benéfica, luchando contra las bacterias y los bacilos, matando y descomponiéndolos. La superficie general de los glóbulos rojos en un hombre medio es aproximadamente igual al quinto de una desiatina. Su disminución, digamos, en un décimo, significaría que el hombre iba a recibir el oxígeno disminuido en igual proporción, lo cual le causaría dificultades en la respiración. En esos datos se basa, por lo general, la moderna Medicina Práctica, la cual, pronunciándose en contra del ayuno, asombra a sus pacientes diciendo:

¡Ayunar!... ¿Está usted loco?, ya sin esto tiene poca sangre, ¿quiere perder el resto que le queda aún? ¿De dónde sacará usted sangre, si no come? ¡Menos sangre, menos vida! ¡Olvídese de esos cuentos de mujeres! ¡La ciencia se ha pronunciado en contra de ellos! ¡Me niego a curarlo a usted, si ha llegado hasta la locura de querer matarse con sus propias manos! Puede permitirse esas bromas consigo mismo, pero en mi ausencia. No voy a asistirle a usted en eso. ¡Justamente tiene que comer más: es la única salvación para usted!

Y todos los parientes miran con dolor al enfermo: "¡Es posible que sea capaz de convertirse en suicida? ¿No comprende que no comiendo nada, no tendrá de dónde sacar sangre?"

En efecto, la vida de un glóbulo rojo es de seis semanas; el ayuno dura cuarenta días, o sea también seis semanas. Así que para fines de ayuno de cuarenta días quedarán muertos los últimos glóbulos rojos nacidos en el primer día del ayuno. ¡El hombre perderá toda su sangre! ¡Qué horror! Pero el caso es que, en realidad, ese horror no ocurre. Además de los glóbulos rojos y blancos, hay en el hombre un agente más que ejerce influencia sobre la vida y la muerte de los glóbulos, tanto rojos como blancos: es el fenómeno del "tono" aún no del todo conocido por la ciencia, del cual cada enfermo oye hablar a su médico, pero nunca en forma bastante comprensible. La cosa es que cada segundo –¡segundo!– en el hombre, por toda la red de sus nervios y tejidos, por toda su sangre, pasan, saliendo de los centros más hondos de su ser, veinte sacudidas, veinte ondas de energía nerviosa. De dónde fluye esa energía, no se sabe. Con qué fuente primitiva de la vida del universo nos une ella, tampoco se sabe, pero el rumor de su torrente y el pálpito de su vibración los puede percibir materialmente, tapándose con las puntas de los dedos, en forma ligera, los oídos. Entonces oirá un profundo y constante rumor en la sangre; justamente ese es el "tono", el rumor del Niágara de la sangre, el Niágara de la vida, que se precipita a través de cada hombre no se sabe dónde, pero con una fuerza colosal y una velocidad realmente asombrosas: ¡veinte ondas por segundo! Para el sostenimiento de ese "tono" solo –que nos da la circulación de la sangre y la temperatura del cuerpo– va del 30 % al 50 % de toda la alimentación. Cuando durante el ayuno la cantidad de las unidades alimenticias que se consumen en el organismo baja en un tercio (de 2.500 calorías a 1.600), es muy natural que cambie también la tensión del "tono"; en el organismo se establece un nuevo "tono" con sus peculiaridades que merecen un estudio prolijo.

Ese Niágara de energía que pasa por el hombre es lo que sostiene en él la vida, cubriendo con su fuerza –su fuerza psíquica– todos los defectos y fallas de los procesos fisiológicos. En ella funciona su razón especial, que lleva sus decisiones a efecto con una precisión astronómica, y con una velocidad y potencia enormes. Durante los ataques de apendicitis, ya en las primeras horas, la cantidad de los glóbulos blancos salvadores aumenta de seis mil a siete mil (6.000 a 7.000) hasta veinte mil (20.000) por miligramo, y en los casos de pulmonía, hasta cien mil (100.000) (*New Diet* por el doctor Kellog). ¿Digan, de dónde aparecen, si el hombre es presa de una aguda enfermedad y también no come? ¡Y sin embargo, es así! Lo mismo ocurre con los glóbulos rojos. Es cierto que el glóbulo rojo vive solo seis semanas, y a pesar de ello, al terminar el ayuno, los vasos sanguíneos del hombre no quedan vacíos, sino que solo disminuye un tanto el número de los glóbulos rojos de diecisiete a veinticinco por ciento (de 17 % a 25 %) en la sangre que los llena. De ahí se desprende que aun faltando alimentación, el organismo sigue produciendo, no se sabe cómo, el 80 % de la cantidad habitual de sangre. Al cesar la alimentación a través del estómago, solo por haber dejado el hombre de ponerse en la boca milanesas, pasteles, polentas, etc., aún no ocurre la estupidez de que se interrumpa en él de repente también la producción de la sangre necesaria para la conservación de la vida de un ser humano en la Tierra. Al contrario, ocurre algo singularmente razonable: el organismo recibe el impulso de aumentar la producción de la sangre, porque ha quedado trastornado el curso habitual de la vida en el hombre, de manera que pueden presentarse peligros, y hace falta, para prevenir cualquier eventualidad, preparar reservas de fuerzas que estén a mano en el momento necesario. Y el material para todo eso lo toma el organismo de su propio peculio. Ante todo echa mano de las células débiles y enfermas de la sangre, y de sus agregados en forma de toda clase de sales innecesarias y perjudiciales de los alimentos de carne. Luego sigue el turno de la cal de mala calidad que trae su origen de la carne, con la cual, durante la alimentación normal, el organismo no tiene tiempo que perder, de manera que la arroja a la reserva, a las paredes de las arterias y otros tejidos, provocando así la esclerosis. A continuación le toca el turno al hierro de mala calidad, también originado por la carne, que no fue aprovechado para la fabricación de la sangre, sino que quedaba depositado en el hígado y otros rincones del organismo. Después, la grasa de mala calidad también proveniente de la carne de vaca, de cerdo o de gallina, que no fue invertida en la formación de los músculos y se depositaba en forma de capas ajenas al resto del organismo(7), donde quiera: en la región del vientre, sobre el corazón, bajo el cuero cabelludo en la cabeza, entorpeciendo la digestión, la respiración, el funcionamiento

---

(7) Todos estos ejemplos son recientes, pero si el lector quiere uno más antiguo, le damos a continuación el ejemplo del doctor norteamericano Tanner, que desahuciado a los cuarenta y siete años de edad, se curó y curó luego a muchos de sus clientes por la práctica del ayuno, viviendo luego en perfecta salud hasta cerca de los noventa años.

Este doctor, queriendo dar una demostración a los colegas incrédulos que le combatían sin piedad, se dispuso bajo la vigilancia de estos a efectuar un ayuno de cuarenta días. La vigilancia fue no solo estrechísima, sino inhumana al principio, ya que durante los primeros catorce días no le permitieron beber agua (cosa, como es natural, que no entraba en el programa del doctor Tanner) ni le permitían salir del salón, cuyo aire se había hecho hediondo e irrespirable; no le permitían dormir tranquilo, pues toda la noche le vigilaban bajo una luz intensa por temor a cualquier fraude. Después de estos catorce días, le permitieron salir estrechamente vigilado dos veces al día, a dar un pequeño paseo, durante el cual bebía agua en una fuente pública.

El ayuno comenzó el 28 de junio de 1880 y terminó el 7 de agosto, es decir, a los cuarenta días exactos. Terminado felizmente el experimento, el doctor Tanner comió un melocotón y después se alimentó exclusivamente con melones, recuperando de esta forma las cuarenta y cinco libras de peso que había perdido durante sus cuarenta días de ayuno.

del corazón, matando las raíces del cabello en la cabeza. Luego, el azúcar superfluo en la sangre, el cual, transcurrido un poco más tiempo, habría provocado fenómenos de la diabetes. Todo eso, ahora, en el período de la completa libertad del enorme trabajo habitual inherente a la digestión y el funcionamiento de los intestinos, es transformado por el organismo, y de ese material: primero, se obtienen fuerzas para el mantenimiento de la vida en el organismo bajo la respiración de su "tono"; luego, se producen, en lugar de los débiles glóbulos rojos gastados, glóbulos nuevos de cantidad más reducida, pero de calidad superior y, por último, los residuos se arrojan principalmente por la boca.

Que justamente así, o sea inteligentemente, en el sentido de la vida, y no de otro modo, opuesto, trabaja en nosotros durante el ayuno la fábrica de la sangre, lo prueban una serie de hechos y observaciones variadísimos. Así se explica, ante todo, el hecho, inexplicable de otra manera, de que en los hombres anémicos, con la iniciación del ayuno, aumentan en grado tan apreciable las fuerzas, ¿y cómo no han de aumentar las fuerzas, cuando la sangre, aunque ha perdido en cantidad, ha mejorado su calidad? En los escleróticos, la cal que penetra sus tejidos se invierte en la fabricación de la sangre nueva. ¿No se trata aquí de una especie de rejuvenecimiento? Según el testimonio del doctor M. Roux, "ya al 3º o 4º día aparece la sensación de ligereza, energía y bienestar general. Se sienten rejuvenecidos, es la expresión propia de los pacientes".

Sobre los diabéticos y el efecto que les produce el ayuno, nos habla el doctor Guelpa, que estudió especialmente esta cuestión:

El ayuno durante la diabetes da primero la disminución en la sangre del azúcar, luego su desaparición y, finalmente, la resurrección del enfermo. El cutis de la cara, de opaco y pálido se torna rosado; la mirada dolorosa se vuelve viva y risueña, la respiración normal, los movimientos sueltos. Solo hace falta aplicar el método con insistencia y duración suficiente, completándolo luego con un régimen vegetariano de alimentación [*La méthode de Guelpa*].

La basura de la sangre se elimina, y el hombre revive.

El corazón débil se robustece por la misma causa ya en los primeros días de ayuno. Es uno de los depósitos del organismo para la grasa de reserva. El ayuno le quita esa grasa, sus músculos envejecidos se tornan más elásticos y el corazón adquiere nuevas fuerzas. Qué gran cantidad de sales superfluas se hallan en el organismo, lo demuestra la rápida curación de la hidropesía por medio del ayuno. Cada grano de sal mantiene por sí en la sangre 96 gr de agua. El hambre, arrojando del organismo las sales, elimina de él también el agua. Y esta se retira. Las heridas, tanto externas como internas, empiezan a purificarse y a secarse ya en los primeros días de ayuno, por cuanto eran sostenidas por las basuras que se acumulaban en el organismo y salían de él a través de ellas. El ayuno se puso a interceptar esa basura en lo más hondo del organismo para la fabricación de la sangre, y el pus desaparece en las heridas, cerrándose estas.

Así se mantiene el organismo durante el ayuno y encuentra en sí mismo materiales para la fabricación de la nueva sangre, bajo la respiración del poderoso "tono", respiración de la vida. Después de eso resulta fácil comprender por qué se elimina del hombre junto con esa basura una cantidad tan elevada de enfermedades. ¡No tiene más que limpiarse usted! ¡No tiene más que agarrar bien el cepillo, y toda una nube de enfermedades saldrá de usted como los demonios expulsados por la palabra de Cristo!

Que la eliminación de una parte de la sangre causada por el ayuno resulta útil para el organismo debilitado, sirviéndole de estímulo para iniciar la fabricación de la nueva sangre, lo ha observado la Medicina ya hace tiempo. ¿Quién no sabe que la Medicina antigua tenía gran predilección por la sangría? Es evidente que ese procedimiento surtía algún efecto útil.

En los últimos tiempos, en Norteamérica, se ha creado una profesión especial: la venta de su propia sangre para la transfusión. En algunos hospitales se llevan registros permanentes de los que desean vender su sangre para ese fin.

Los médicos Gifin y Hains han publicado sus observaciones sobre ochenta y cuatro de esos profesionales. Su edad oscila entre veinte y cuarenta años. Con intervalos de cuatro a seis semanas, a cada uno de ellos fueron aplicadas de una a veinticuatro sangraduras, de 400-500 gr cada una. Resultado: la mayoría de ellos (cuarenta y nueve hombres) ha notado una mejora en su estado físico, y diecinueve registraron un aumento de peso de 4,5 kg. ¡En ninguno se desarrolló anemia!

Nuestro conocido bacteriólogo, profesor E. P. Djunkowsky, me contó que en Rusia, donde él tuvo a su cargo un laboratorio para la fabricación del suero antifebril, estaban siempre a su disposición miles y miles de caballos y bueyes: en un año, el laboratorio enviaba por toda Rusia hasta 28.000 l de suero. Los animales vacunados se enfermaban a menudo con toda clase de complicaciones propias del clima meridional, lo cual los agotaba muchísimo hasta el momento de la toma de su sangre. Generalmente se sacaban 4 l por vez cada diez días, y se notó que después de varias sangraduras, el animal flojo y débil se restablecía pronto y se tornaba mucho más enérgico y apto para el trabajo.

Durante mi último ayuno prolongado, los doctores que me tenían bajo observación quedaron horrorizados al 25º día ante la disminución de glóbulos rojos comprobada en mi sangre –cuyo número descendió de cinco a seis millones (5.000.000 a 6.000.000) en un mg^3 a tres millones quinientos mil (3.500.000)– y la aparición en la sangre de la acetona y la albúmina, y me expedieron un certificado oficial de que, si yo continuaba mi ayuno, "pronto nada ya me podría salvar". Psíquicamente, empero, me sentía bien y fuerte, y me negaba a reconocerme tan próximo a la muerte. La acetona demuestra la desintegración de la sangre, pero no cada desintegración de la sangre conduce a la muerte. Mi temperatura no me decía que yo estuviera enfermo, que me amenazara algo, ¿por qué, entonces, sentirme atemorizado ante la aparición de la acetona durante mi ayuno? Es que yo sabía de antemano que la cantidad de sangre iba a disminuir un tanto, pero que su fuerza aumentaría. Ocurría lo que yo había esperado. ¿Por qué, pues, sentirme alarmado? ¡Yo estaba más cerca de la vida que de la muerte. Durante seis días discutí con los médicos, negándome a conformarme con que estaba muriendo, y en efecto no moría, y finalmente probé en forma real y terminante lo acertado de mi afirmación e interrumpí el ayuno por el término de tres días. Al día siguiente, la cantidad de acetona en la sangre disminuyó; al 3º día solo quedaron algunas huellas de la misma. Luego continué el ayuno durante doce días más, hasta su terminación normal, y en el curso de los primeros cinco días y medio después de haber empezado a comer nuevamente, aumenté 9 kg.

Tal fue el fin de esas preocupaciones.

G. E., ruso, radicado en Belgrado, en el transcurso de dos años, realizó tres ayunos de treinta y cinco a cuarenta días cada uno, y teniendo cincuenta años de edad, no aparenta tener más de cuarenta. Ese ruso contó de sus experimentos a un conocido suyo, hombre entrado en años y anémico, quien, tras haber escuchado el relato, replicó con un suspiro:

–Pero para mí resulta imposible eso.
–¿Por qué?
–¡No podría ayunar ni tres días seguidos! ¡No lo aguantaría: me falta sangre!

G. E. lo miró y no trató de convencerlo. Luego se fue de Belgrado. Un año más tarde regresó y volvió a encontrarse con su amigo. Le costó reconocerlo a primera vista: había engordado y hasta tenía el cutis rosado. Resulta que un día se animó, inició el ayuno, aguantó los primeros días, vio que también él "lo puede", poco a poco, "sin advertirlo él mismo", pasó el período completo y finalmente se convirtió en un hombre sano y robusto.

El profesor F. V. Verbitzky me comunicó un caso que ocurrió ante sus ojos en Finlandia, en que, debido a una fiebre maligna con complicaciones, la cantidad de glóbulos rojos en la sangre del paciente disminuyó en forma colosal: hasta 400.000 por cada mm^2, y sin embargo, el enfermo se curó.

Si se hallan sanos los centros nerviosos de la médula, restablecen bajo la influencia del "tono", rápida y fácilmente, cualquier merma en la sangre. ¡Y en cuanto a los nervios, no los afecta el ayuno, aunque durase hasta la muerte! El doctor Dewey da el siguiente detalle de lo que pierden los diferentes tejidos del cuerpo humano en peso, al durar al ayuno hasta el extremo posible (muerte por el hambre):

Grasas .... 97 %
Músculos .... 3 %
Hígado .... 66 %
Bazo .... 63 %
Sangre .... 17 %
Centros nerviosos .... 0 %

Los nervios no se afectan nada por el proceso del ayuno, y es justamente por eso que durante el ayuno la cabeza del ayunador está siempre fresca, y el cerebro funciona con singular seguridad y facilidad.

¿La sangre es vida? ¡No! La sangre misma no es vida. La vida se da por la voluntad de vivir, y si en el hombre existe esa voluntad, ella volverá a llenarle con una sangre caliente y enérgica las venas que, al parecer, ya han perdido el pálpito de la vida. Pero, naturalmente, hay que desear volver a la vida. Es menester que ese deseo se propague por todo el cuerpo junto con las ondas del "tono", ese asombroso torrente de fuerzas ignoradas oculto a nosotros, y los glóbulos rojos empezarán a crecer y multiplicarse solos en todos los rincones y recovecos de nuestro cuerpo.

Con una precisión y fuerza geniales determinó Hipocrátes las fases del ayuno curativo, cuando dijo: "El hambre cura, debilita, mata". En efecto: las primeras semanas de ayuno hacen a veces verdaderos milagros de cura. En la 5º y la 6º semanas se siente la reducción de las fuerzas. Después de cuarenta días y la purificación de la lengua, es suicidio continuar el ayuno: el organismo empieza a roer para su alimentación no solo elementos que le son perjudiciales y superfluos, sino también los tejidos sanos propios.

Sin llegar a tanto, el hombre debe saber dirigir esa fuerza aniquiladora encerrada en él contra sus enemigos ocultos en sus adentros, contra ese moho, derrumbe de bacterias y bacilos y... conquistará una victoria.

Para ello disponemos de todo lo necesario. Solo hace falta nuestra voluntad, y enseguida daremos el primer paso hacia el fin. Vishnu, dios hindú, contemplaba las danzas de una hermosa bailarina. Al bailar, esta se le puso a un costado, enseguida le creció un ojo encima de la oreja y siguió mirándola. Ella se colocó de espaldas de él y le creció un ojo más en la nuca...

¡Este es el deseo verdadero, el deseo creador!

Naturalmente, no es nada extraño y no debe alarmar en lo más mínimo el hecho de que, durante el ayuno, el "tono" del cuerpo se torne completamente distinto y que ocurra lo mismo con todas sus manifestaciones comunes como ser: la temperatura, el pulso, la tensión y la sensación de la fuerza interior, pero, así y todo, el hombre no da ni un solo paso hacia la muerte. Es que durante el ayuno, para el funcionamiento del organismo solo se invierten dos tercios de la norma habitual de la alimentación

(1.600 calorías en vez de 2.500). Todo eso, que es nuevo, hay que saber contemplarlo también desde un punto de vista nuevo, para no cometer graves errores. Mientras tanto, hasta ahora hay muchos médicos que son capaces de curar al hombre que ayuna durante treinta días contra la temperatura de 36 ºC y el pulso incompleto. ¡Imagínese solo el lector a un médico que trate de curar a un enfermo contra la temperatura de 36,5 ºC! Y, sin embargo, no exageramos al decirlo: ya hace dos años que se aplica para la cura de las enfermedades el proceso de la purificación profunda, de modo que la Medicina ha tenido tiempo para estudiar sus fenómenos.

Todo eso se referirá precisamente a los mártires de la tuberculosis y anemia del género humano. Precisamente a ellos les hace falta el ayuno, porque solo este sana poderosamente y a gran profundidad el terreno en que se mantiene en ellos la infección.

Todo el problema reside en la cuestión de cómo ajustar el ayuno a las fuerzas y posibilidades de cada enfermo. Pero eso ya es asunto de los médicos, de modo que son ellos los que deben resolverlo. Claro que la preparación debe ser más minuciosa que al tratarse de hombres de salud buena, pero esta es la única salvedad. Prácticamente, surgen aquí en primer término dos cuestiones: la primera, ¿cómo reavivar en el enfermo el torrente del "tono", y la segunda, ¿si la anemia del enfermo es la verdadera anemia, es decir, no aquella simple suciedad de la sangre que con tanta facilidad es calificada por los médicos como anemia, sino la verdadera disminución en la fabricación de la sangre?

Tal anemia da sus desviaciones del curso normal del proceso ya en los primeros diez días de ayuno, lo cual permite adoptar a tiempo las medidas del caso, mientras que la anemia de la segunda clase será identificada por los enfermos mismos por la sensación del benéfico alivio, refresco y robustecimiento que en este caso le traen las primeras de ayuno.

Para estimular el "tono" puede servir de recurso poderoso, en primer término, el ayuno mismo, que libra las fuerzas del organismo del trabajo inherente a la digestión, y luego, los elementos de la naturaleza: el sol, el aire, el agua (los médicos deben aprender a aplicar acertadamente aguas curativas no solo para las enfermedades de los intestinos), la tierra, etc.

El cuidado principal debe consistir en la limpieza y el saneamiento de los intestinos, para acumular en el enfermo algunas reservas de fuerzas hacia la iniciación del ayuno. A continuación, el ayuno mismo los va a mantener.

Del método de curarse por medio de la comida, diré en la segunda parte de este libro: *Cura mediante la alimentación*.(8) Aquí solo citaré algunas opiniones y observaciones de varios especialistas autorizados de la ciencia sobre el hombre, agregándoles breves notas mías:

El doctor Carton basa toda su extensa y magnífica obra *Traité de médecine d'alimentation* sobre la idea:

"La enfermedad para el organismo no es más que un ataque de purificación".

---
(8) Que se espera traducir y publicar pronto [nota del traductor].

"No hay muchas enfermedades –dice –; hay solo el ensuciamiento del organismo con el moho de bacteria, jugos innecesarios y depósitos superfluos de músculos flojos y grasas asfixiantes".

"Durante la cura no hay que darles caza a los bacilos, sino que hay que limpiar en el organismo el terreno de las basuras en que se desarrollan las bacterias."

"Las enfermedades no son más que diferentes máscaras de un mismo ser: el hombre, máscaras contra las cuales no hay que luchar como contra dragones, sino que, simplemente, arrojarlas de sí".

El doctor Carton cita con complacencia la observación de Hipócrates: "Cuanto más alimenta usted a un enfermo, tanto más daño le causa", y señala la comunicación del doctor A. Sternberg sobre el hambre en Petrogrado en los años 1917-1920:

> La tuberculosis pulmonar no acusó en esos años ninguna tendencia de tornarse más precipitada y aguda. Y no se trata aquí de datos de estadística ajustados a las exigencias del momento político, sino que las observaciones hechas con un grupo de 300 enfermos de tuberculosis, que habían contraído la enfermedad antes del hambre y a partir de entonces estuvieron bajo observación. La alimentación inferior a la normal resultó sin ningún efecto pernicioso sobre las diferentes formas clínicas de tuberculosis, a pesar del enflaquecimiento del paciente, que en algunos casos llegó hasta el 20-30 % del peso habitual del mismo, y los pesados trabajos forzados. La autopsia practicada con los cadáveres de los enfermos de tuberculosis muertos de hambre, no demostró la existencia del crecimiento anormal de las llagas tuberculosas ni granulaciones nuevas en

los casos de enfermos antiguos [*Presse Med.*, 13/IX/1922].

Los curanderos calmucos, que curan, según el testimonio del general Kasanovich, la tisis por medio del hambre, caminan, pues, al compás de los especialistas europeos que no se dejan atemorizar por el terrible dragón del bacilo de Koch.

El doctor Mouissé dice:

> Un porcentaje relativamente pequeño de tuberculosis entre nuestros prisioneros regresados de Alemania antes y después del armisticio, constituye una de las raras sorpresas agradables de la guerra. En dos grupos de prisioneros de guerra, de 15.000 hombres cada uno, lo enfermos tuberculosos sumaban el 14 % con un 3-5 % de casos graves [*Presse Med.*, 19/XI/1919].

El doctor Carton agrega a eso:

> Conozco más de un caso de hombres que, tras haber regresado del cautiverio en buena salud, empezaban, aquí en casa, a alimentarse abundantemente con carne, se ponían gordos, se llenaban de toxinas y, después de haber gozado de algunos meses de bienestar físico, se enfermaban de los intestinos y del estómago, luego de anemia general y se morían de tuberculosis [*La tuberculose par arthritisme*, p. 19].

El doctor Lofer expuso ante el Congreso Médico de Tuberculosis, en 1905, sus observaciones practicadas con tres enfermos, que alimentándose durante dos meses con carne abundante, aumentaron de peso, 1 kg por semana, pero no experimentaron ninguna mejora en el curso de la enfermedad; más bien lo contrario: sus fuerzas disminuían. Entonces él redujo a la mitad la porción de la carne. Los enfermos bajaron de peso, pero se notó una mejora inmediata en los síntomas de la enfermedad.

El mismo profesor Carton exclama con terror:

> Yo conocía a frágiles muchachas que, siguiendo un régimen, comían hasta 18-20 huevos por día. Comiendo 18 huevos, la enferma debía digerir por día 258 gramos de materias nitráteas, mientras que el máximo admisible para ella era no más de 50 gr por día. ¿Cómo debían en ese caso agotarse los órganos digestivos? Vi a un joven carnicero que comía diariamente un kilo de carne cruda y se sorprendía de que no le cesaran hemorragias nasales y que le siguiera saliendo sangre por la boca. ¡Y es sorprendente con qué facilidad se someten los enfermos a semejante alimentación 'fortificante'!

"La tuberculosis no es una enfermedad independiente. Es una zanja de derrame para muchas dolencias constitucionales de numerosas generaciones. Ella no es su principio, sino su terminación" (doctor Pidu).

"La lucha con la tuberculosis conducida como una batalla contra bacilos es una afición de laboratorio. Los medios aplicados en esta lucha son más peligrosos para el enfermo que para el bacilo de Koch" (P. Carton).

Rojer (*Digestion et nutrition*) sometía conejos a ayuno de cinco a siete días, y ellos adquirían inmunidad para los bacilos de colitis que les eran inyectados y a causa de los cuales los otros animales de control morían al cabo de dos a veinte días.

"La cadena común de las enfermedades sucesivas es: alimentación desacertada y superabundante que afecta la digestión, esclerosis y tuberculosis" (P. Carton).

No se trata de tres enfermedades, sino de la infancia, juventud y madurez de una misma.

"El enfermo que está atacado de tuberculosis y de indigestión, debe curarse como un enfermo de indigestión y no de tuberculosis".

"Después de atender al enfermo durante algunos meses en el sanatorio, los médicos notan que el mismo padece más bien de trastorno intestinal o enfermedad del hígado, que de tuberculosis".

He aquí la conclusión del doctor Kellog sobre la anemia y la tuberculosis:

> En los casos de anemia común o secundaria, o sea malaria, sífilis, tuberculosis, tumores malignos, envenenamientos con plomo, etc., queda excluida la carne, y se permite la yema de huevo, verduras y otras sustancias ricas en hierro: resultan más útiles sin la carne que con esta. La anemia maligna empeora si el enfermo come carne. El hierro en la carne es el peor para ser asimilado por el hombre [subrayado].
>
> La tuberculosis se agrava con la alimentación a base de carne. La leche y las legumbres resultan de gran valor en casos de esta enfermedad, y cuando hay posibilidad de conseguirlos, no hace falta recurrir a la carne. La carne es perjudicial porque carga sobre los riñones y el hígado ya sin esto agobiados

por el trabajo, y no aporta cal (de buena calidad) tan importante para el restablecimiento de tejidos en el organismo. La cantidad necesaria de albúminas puede siempre conseguirse de la leche y las yemas de huevos, pero como está comprobado en general que una alimentación intensa con albúmina resulta dañina en los casos de tuberculosis pulmonar, la leche y los huevos se admiten, pero no en abundancia. Esto se refiere de un modo especial a los huevos.

Singularmente ricas en hierro de buena calidad son la espinaca y la papa que, por su apariencia, parecen no tener nada que ver con el mismo. La espinaca debe cocerse en la forma siguiente: al hervir el agua, la espinaca se saca y se pone en otra agua, en la cual se sigue cociendo hasta quedar lista. Así se elimina con la primera agua el ácido oxálico que es nocivo para el estómago, pero quedan el hierro y la preciosa cal de la espinaca.

La mejor albúmina está contenida en la ricota y las nueces.

El doctor Carton da la siguiente "historia común" de la aparición de la tuberculosis en una familia:

> La primera generación llegada a la ciudad de la aldea come mucho, tomando comidas grasosas, ácidas y dulces, vive en medio de excesos, los cuales todos pasan impunemente.

> La segunda generación vive en la misma forma, pero ya sufre de la superabundancia en su organismo de jugos nutritivos y obesidad, traba conocimiento con las enfermedades del hígado, jaquecas, eczemas, cálculos en los riñones y hemorroide; aparece la esclerosis.

En la tercera generación ya se reconoce la necesidad de la prudencia en la alimentación, y los hombres ya empiezan a luchar –generalmente sin éxito– contra la diabetes, albúmina en la sangre y otros fenómenos de la degeneración ya iniciada de la raza. En las familias nacen más hembras que varones. Los matrimonios se tornan estériles. Aparece en las familias el cáncer y la tuberculosis [*La tuberculose par arthritisme*, P. Carton].

Este vínculo entre las enfermedades escapa a la atención general debido a que la Medicina llama a cada enfermedad por un nombre especial, mientras que todas ellas no son más que diferentes fases de una dolencia general de la burguesía urbana moderna: el no saber alimentarse en forma acertada y sana en las condiciones y en medio de las tentaciones de la vida urbana.

Un cuadro desolador justamente para los artríticos y tuberculosos, pero no hay motivo para que se dejen vencer por la desesperación. Por más debilitado, por más destruido, que esté su organismo, contiene en sí fuerzas que son capaces de dominarlo todo: lo único que hace falta es limpiarlo bien.

"Todos los tejidos y órganos del cuerpo humano son aptos, aunque en grado diferente, para la regeneración", dice el profesor R. Roseman en su *Fisiología del hombre*, y más que todos la sangre. Después de la pérdida de una parte de la sangre, el organismo rehace primeramente el plasma, luego los glóbulos blancos y, finalmente, los rojos. Renace el tejido de las fibras de los músculos y el mismo hueso, si queda ileso el periostio que lo reviste. Crecen los dientes arrancados e hincados nuevamente en sus alvéolos. Ponfik cortó dos tercios del hígado, y la regeneración de su tejido empezó al cabo de varios días y al cabo de varias semanas ya quedó terminada.

Ahora depende de la voluntad de cada uno detener su enfermedad y la tortura originada por la debilidad. La enfermedad aparece cuando en el organismo se crea la necesidad de purificación. Pero el organismo también lleva en sí –ya lo sabe usted– el recurso que le facilita su purificación total "hasta el fondo": es el proceso del ayuno prolongado. Mediante ese proceso usted se sacará de la difícil situación en que, por ejemplo, se encontraba E. I. Kovalevskaya en otoño de 1925, en Vraniatchka Bania, Serbia, donde ella vivía y sigue viviendo en calidad de refugiada.

Ahora ella es una mujer fresca, bien conservada, con el pelo que ya se va poniendo canoso. Hace un año se encontraba en un estado de completo agotamiento. Todavía en Rusia, se sentía continuamente enferma y visitaba balnearios rusos y extranjeros. Padecía de una forma grave de asma, de la neurosis del corazón y la dilatación de la aorta; tenía, además, inflamación del hígado y de la vesícula biliar. Una vez hubo derrame de la bilis. La debilidad era tal, que la enferma pasaba todo el invierno en cama y salía de su pieza solo en verano. En otoño del año pasado llegó a un estado de completa desesperación que la hizo levantarse una noche, despertar al marido y exigirle que mandara al hijo un telegrama que rezaba: "Estoy muriendo".

Habiendo leído en los diarios acerca de los milagros del ayuno, se puso a ayunar. Surge la pregunta: ¿cómo podía ella aguantarlo, cómo se atrevió a pensar que ella, débil, agotada por los sufrimientos, estaría en condiciones de pasar cuarenta días sin alimento alguno? Y sin embargo, ocurrió lo imposible. Ya al tercer día sintió un alivio. Al cuarto día se levantó en la mañana llena de energía, empezó a preparar sola la comida y sorprendió a todos los vecinos enterados de su estado, poniéndose, de repente, a cantar. ¡Eso después de un período de abatimiento y desesperación tan prolongado! Al 15º día sintió fuertes dolores en la zona del hígado y le salieron cálculos biliares. Al 18º día se hizo sentir el apetito, pero ella aplazó la terminación del ayuno para el 21º día, para pasar la mitad del plazo completo. Así procedió, aunque justamente el 21º día la abandonó nuevamente el apetito. Su aparición tan temprana fue, evidentemente, casual, y el proceso de purificación no tardó en restablecerse nuevamente. No obstante ella terminó entonces el ayuno. Ahora es una mujer normal por su estado físico, mujer que puede trabajar y lo hace, activa y llena de energías. Los dolores del hígado y la vesícula biliar no se repiten más. Disminuyó considerablemente la dilatación de la aorta –el ayuno fue prolongado hasta la mitad del plazo íntegro. La enferma ha resuelto efectuar cuanto antes otro ayuno, pero más largo.

La forma como se puede modificar su estado físico y transformar su propia sangre por medio del ayuno, nos lo enseña el ejemplo de Arn. Ehret, de quien ya hemos hablado. A la edad de treintiún años, los médicos declararon su caso desesperado, a consecuencia de una grave inflamación de riñones. Mediante el ayuno y la dieta, el enfermo se curó hasta tal punto, que ocho años más tarde podía aguantar sin ningún daño para su salud, dos horas y quince minutos de paso acelerado y una jornada de marcha de cincuenta y ocho horas seguidas. He aquí como la sangre respondía al ayuno:

Después del ayuno y un régimen exclusivamente a base de frutas crudas, hice con el cuchillo un corte en la parte inferior del brazo. La sangre no fluyó, porque se cuajaba inmediatamente. La herida se curó sin inflamación, sin dolor, sin mucosina ni pus. El proceso terminó en tres días. Más tarde, cuando yo observaba un régimen vegetariano, con comidas que forman mucosina (materias de almidón), pero sin huevos y leche, la sangre ya fluía un poco de la herida, la cual dolía y segregaba una pequeña cantidad de pus. A continuación seguía una pequeña inflamación y solo entonces se producía la cura completa. Más tarde –durante un régimen a base de carne con un poco de alcohol– la misma herida provocaba una hemorragia más prolongada; la sangre era de color claro y muy fluida; se producía una inflamación y se sentía dolor. La secreción del pus duraba varios días, y la herida sanaba ya al cabo de un ayuno de dos semanas.

De todo eso se desprende que la debilidad, la anemia y la tuberculosis, no constituyen un obstáculo, sino que, al contrario, un motivo directo para recurrir a un ayuno purificador. Hay una sola reserva (aunque tampoco esta es terminante): es mejor que tal enfermo se prepare con especial cuidado para las sensaciones no siempre gratas del ayuno y trate, en la medida de lo posible, refrigerar y acumular de antemano sus fuerzas. Pero, de ser ello imposible o demasiado difícil o provocar una demora excesiva, conviene mejor realizar el ayuno, observando, naturalmente, con toda atención, sus efectos sobre el organismo y eliminando a tiempo todos los extremos, que desistir de él, perdiendo así, tal vez para siempre, la posibilidad de salir a un camino nuevo y salvador. Para muchos aplazado significa olvidado. Lo digo con plena conciencia de mi responsabilidad por estas palabras, lo digo por la salud de los hombres que se pierden a menudo en los callejones de la vida y de toda clase de dudas, donde los lleva a veces la suerte, porque con todas las fibras de mi ser siento y sé que al hombre le ha sido dada mucha más fuerza de lo que es necesario para la vida de lombriz que él lleva en la capa superior de la tierra, y solo hace falta que se encienda en el corazón del hombre la verdadera voluntad –en este caso la voluntad de vivir–, y enseguida se revelarán en él nuevas fuerzas, con las cuales no contaba, pero que existían y siguen existiendo en él. ¡Ellas aparecerán y lo conducirán por los trechos difíciles de su camino! Hay que decirlo en forma terminante: el ayuno prolongado es un proceso fisiológico, pero es conducido por las fuerzas psíquicas del organismo por cuenta de lo que les sobra. Por lo tanto –como ya lo he señalado– el organismo psíquico se restablece después del ayuno con más lentitud que el físico. ¡Pero también por ello, en los momentos de las decisiones supremas el hombre no quedará sin ayuda!

¿Es posible recurrir al ayuno como método curativo, al tratarse de organismos jóvenes que aún están creciendo: los niños?

Habiendo visto entre mis familiares a qué torturas, inclusive la aplicación de hierro candente para la eliminación de los tumores tuberculosos y la rotura de los huesos según el "método del doctor Kallau", tanto lo uno como lo otro sin anestesia alguna, se permite recurrir la Medicina moderna en la curación de los niños, contestaré sin vacilar: "¡Naturalmente que sí!".

Pero se entiende que no se puede dejar esta cuestión sin estudio especial, estudio singularmente cuidadoso y de suma responsabilidad.

Al parecer, el organismo joven en estado de crecimiento responde al ayuno lo mismo que el de un adulto. Naturalmente es más fácil causarle daño que a un organismo ya completamente formado de una persona adulta, pero, en cambio, él es más rico en fuerzas frescas y puede dar un milagro allí donde el otro dará solo un restablecimiento común.

He aquí un caso del doctor Guelpa con un joven de dieciséis años de edad. Ya hacía cinco meses que el enfermo se encontraba en el hospital atacado de diabetes, enfermedad que a esa edad se considera completamente incurable y de rápidas consecuencias fatales. Lo atormentaba una terrible sed; diariamente tomaba más de 14 l de diferentes líquidos, segregando con la orina hasta 1.200 gr de azúcar. La cara la tenía cubierta de una hinchazón dura de color morado. Ninguno de los métodos curativos aplicados dio resultado, y el enfermo fue entregado al doctor Guelpa para experimentos. El doctor le aplicó su sistema de purgantes y pequeños ayunos en paquetes de tres a seis días cada uno. Al final de la segunda semana, el azúcar "en la orina" desapareció, como desapareció también la sed; el enfermo expulsaba solo 1 l de orina por día. La hinchazón de la cara desapareció casi por completo. El enfermo no tuvo paciencia para completar la cura hasta lograr resultados terminantes, y volvió a la alimentación desordenada; el azúcar reapareció, pero nunca en cantidad superior a 50 gr, en lugar de los 1.200 gr de antes, y desaparecería cada vez que se reanudaba la cura. Al tratarse de formas de diabetes más comunes, el azúcar desaparecía ya al 2º o 3º día.

Otro caso ocurrido con el mismo doctor Guelpa: una niña de siete años; diabetes con 6 l de orina y 400 gr de azúcar. Por casualidad, dos días antes de empezar la cura, la enferma fue quemada con agua hirviendo. La quemadura, en algunos parajes de segunda categoría, abarcaba ambos pies. Cinco días de ayuno. La quemadura, sobre la cual se aplicaba solo una pomada de cal, casi desapareció a fines de la primera semana; la cantidad de azúcar en la orina bajó a 23 gr, con 1 l de orina. El estado general era excelente, pero los caprichos de la niña no permitieron continuar la cura.

OBSERVACIONES REFERENTES AL TRANSCURSO DEL AYUNO COMO MÉTODO DE PURIFICACIÓN

Las fases del proceso

Para la cura de las enfermedades son importantes las fases que ya ahora se pueden señalar en el proceso del ayuno, y que son las siguientes:

Los primeros dos a tres días: la temperatura del cuerpo baja de 0,5 °C a 1,5 °C y luego se establece a un nivel por todo el resto del ayuno. Se fortalece perceptiblemente el corazón. Se debilitan las manifestaciones de la hidropesía y la neurosis.

Los primeros seis días: los más difíciles en sus sensaciones. Se siente la acumulación en la sangre de los residuos amontonados, debido a la insuficiente evacuación de los mismos en los primeros días. Hacia el 6º o 7º día, esa acumulación se despeja, la evacuación se establece completamente y se produce una crisis favorable en el estado físico. Queda aliviada la esclerosis.

Los primeros seis, diez a doce días: la purificación del organismo de cal y de pus. Continúa la mejora de la esclerosis, se curan úlceras recientes (en el estómago) e inflamaciones.

Los primeros diez a catorce días: se purifica la esfera de los nervios. Se fortifican grupos aislados de nervios (nervio de escritura). Se debilitan y desaparecen los fenómenos de la ciática.

Los primeros catorce a veintiún días: se purifica la esfera cardíaca. Cesa la hidropesía.

La tercera década: la más tranquila de todas las cuatro. Se preparan para la expulsión los residuos y cenizas más pesadas.

La cuarta década: salen las últimas cenizas. Se produce una repugnancia directa hacia la comida. Si el ayuno termina en ese período antes de ponerse roja la lengua, tarda mucho en volver al apetito "vivo". Se liquidan las enfermedades de la garganta. Se curan catarros antiguos (del estómago), la dilatación de la aorta, el enfisema de los pulmones, etc.

Las fases se dividen, a veces, en forma muy nítida por la aparición de la amargura en la saliva y el emblanquecimiento más intenso de la lengua, debido a la salida por la boca de los residuos más gruesos (últimos) de esa región. A continuación sigue, a veces, una purificación temporaria de la lengua, que queda despejada de la capa que la cubría, y hasta la aparición –breve– del apetito (con singular frecuencia, a fines de la segunda década).

La significación práctica de esas fases es la siguiente: si, por ejemplo, el enfermo sufre de una ciática reciente y realiza un ayuno de ocho días, experimentará un alivio, pero no logrará una cura completa. Pero si ayuna durante doce a catorce días, o sea solo el tiempo necesario para la purificación de la región dada, sino también un período que hace falta para la expulsión de las cenizas, o sea los productos de esa purificación, muy pronto empezará a gritar "milagro", de su curación completa y definitiva.

Lo mismo se puede decir de las otras fases. Por lo tanto, un ayuno abreviado solo en dos o tres días da a menudo resultados completamente distintos que otro de duración normal. La experiencia debe establecer la duración normal y exacta de las fases, lo cual tendrá una importancia enorme para los enfermos.

El nuevo "tono"

Esta cuestión requiere un estudio prolijo. En los primeros días de ayuno, el organismo da la impresión de buscar la temperatura que estará en condiciones de mantenerlo a un nivel estable durante todo el ayuno, hasta la expulsión de las últimas cenizas. La temperatura baja de 0,5 ºC-1 ºC-1,5 ºC y luego se establece firmemente a un nivel determinado durante todo el tiempo. El pulso experimenta un cambio aun más considerable. Son características sus caídas, por momentos apreciables, durante la última década, las cuales, empero, no deben considerarse "graves", por cuanto ceden fácilmente a los estimulantes más livianos (una taza de té caliente con una cucharadita de vino y un descanso de media hora en un ambiente tranquilo y de temperatura templada).

Cuestiones especiales son: el "tono", la temperatura y el pulso durante ayunos repetidos, así como los fenómenos que indican la presencia en el hombre de un sosia astral, o sea de otro centro no físico de la actividad psíquica.

La acetona

La aparición de la acetona, en oposición a la opinión difundida en el mundo médico moderno, significa que en la sangre se verifica una especie de desintegración, pero no hay indicios de que esta sea peligrosa. El profesor B. Slowtzoff (*Manual para el estudio clínico de la orina para médicos y estudiantes*, 1913) confirma que tanto la acetona como la albúmina, en unos casos evidencian la existencia de un proceso patológico agudo (acetonuria patológica), mientras que en otros solo acompañan algunos fenómenos fisiológicos (acetonuria fisiológica). "Durante el ayuno –dice– en general, ya al tercer día aparece la acetonuria". El doctor Moban (*Contribution a l'étude de l'acetonurie*, 1904), habiendo estudiado especialmente la cuestión, afirma:

> La acetonuria no indica necesariamente la iniciación de la acetonemia. Sólo es un indicio seguro de la 'autofagia' del organismo con la destrucción de sus reservas de carbonatos, grasas y albúminas, autofagia provocada por el hambre, breve o prolongada, y el agotamiento, relativo o absoluto.

La acetona aparece ya con el agotamiento provocado por un simple purgante. El doctor Moban la encontró en ochenta casos de cien, después de haber tomado el enfermo un purgante. Se la puede encontrar ya al cabo de doce horas después de la interrupción en la alimentación, y desaparece de la sangre inmediatamente después de reanudarse.

Todo eso coincide exactamente después de mis observaciones.

LA FUNCIÓN DE LA LENGUA EN EL PROCESO

El profesor vienés doctor I. Wiesel publicó en *Wien. Klin. Wochensch. XXXVIII*, 12, un artículo rico en hechos sobre el diagnóstico por la "capa" y otros fenómenos de la lengua, y sobre la vinculación "interna" de la lengua con los diferentes órganos del hombre.

Esos hechos o no se hallan en contradicción con mis observaciones sobre la vinculación interna y constante de la esfera del estómago con la superficie de la lengua, o directamente confirman esta afirmación mía.

En efecto, si la existencia de la capa sobre la lengua se explica como un depósito de pus segregada de la saliva, quedará sin explicación el hecho de que esta capa aparece cuando hay catarro del estómago, y no, en los casos de úlcera en el estómago. Con la úlcera en el estómago, naturalmente ha de haber más pus en la saliva, y sin embargo, la lengua queda roja. Pero si se acepta mi afirmación, el fenómeno resultará completamente aclarado: ¿qué falta le hace al pus buscar una salida distante de la lengua, si la úlcera se la ofrece en el estómago mismo?

Durante la cirrosis del hígado, la lengua también se halla tapada, mientras que en el caso del cáncer es roja; evidentemente, por la misma causa.

La interna vinculación mecánica entre la lengua y los diferentes órganos del cuerpo se pone en evidencia constantemente y en forma terminante: a principios del cáncer en el estómago, los montículos *papillae circumvallate* en la base de la lengua se hacen más prominentes. Lo mismo ocurre durante el cáncer de la vesícula biliar. La vinculación esa es muy significativa, por cuanto nos habla justamente de la existencia de una conexión mecánica de esos órganos con la lengua.

Bajo la dirección del doctor Kellog, en los laboratorios del Batle-Crick-Sanatorium, fueron realizados numerosos análisis de la saliva de enfermos que tenían tapada la lengua. Siempre se comprobaba la presencia de bacilos intestinales en su boca. La saliva de esos enfermos, dejada durante varios días en botellas herméticamente cerradas, adquiría un olor bien pronunciado de materias fecales (*New Diet*, 551).

El doctor Carton describe cómo se alimenta y se desarrolla la célula, base del organismo viviente: las sustancias nutritivas penetran a través de su envoltura por endosmosis, y sus residuos salen afuera por exosmosis.

"Esa dualidad del funcionamiento, en los animales superiores, es propia de muchos órganos que simultáneamente sirven para la recepción y la expulsión. Tales son la piel, los intestinos, el estómago, el hígado, los ganglios". Después de mis observaciones, a ese conjunto de órganos hay que agregarles también la lengua. Ella transmite la comida al estómago, durante la alimentación desde afuera; a través de ella se expulsan los residuos de aquella, durante la alimentación desde adentro, o sea, el ayuno.

La distribución de las manchas sobre la lengua y su color en la cuarta década del ayuno purificador

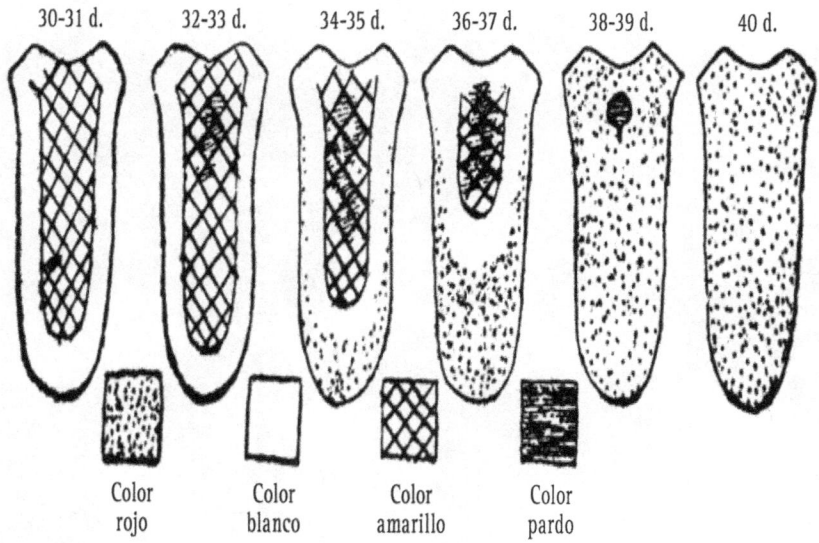

Día 30°-31°: el borde de la lengua blanco. El medio se va poniendo amarillo.

Día 32°-33°: en el centro de la lengua, en medio del color amarillo, aparece una mancha de color pardo-marrón.

Día 34°-35°: la mancha parda crece. El borde de la lengua empieza a limpiarse del trasudor blanco, poniéndose rojo. La mancha amarilla se encoge.

Día 36°-37°: la mancha amarilla casi desaparece. Empieza a disminuirse también la mancha de color pardo-marrón. Se arrojan los últimos residuos de la combustión de la materia en el organismo. Queda por salir solo la "cola" del torrente de esos residuos.

Día 38°-39°: casi toda la lengua roja. En su tercio superior se nota un círculo pequeño, pero nítidamente trazado de color amarillo parduzco, con un ángulo en la parte delantera que se parece al pico de una jarra. Se hace evidente que no se trata de una mancha, sino de la salida a la superficie de la lengua de todo haz de chorros que llevan de las entrañas del organismo afuera los residuos de la combustión. Es la desembocadura de ese torrente y su corte transversal. Es un trasudor y no una capa.

Día 40°: la mancha parda desaparece. La "cola" del torrente ha sido arrojada afuera. La lengua está completamente despejada. Por primera vez se hace sentir el apetito.

Curso abreviado del ayuno purificador

Usted soportará el ayuno físicamente, pero ¿lo soportará con los nervios, así como aguantará el enflaquecimiento provocado por el mismo?

Es una cuestión de gran importancia práctica, especialmente si se trata de personas que tienen los nervios o el corazón en gran desorden.

Sostengo que cualquier hombre que come y camina puede encontrar en su organismo, en todo momento, suficientes reservas interiores para realizar hasta el fin un ayuno completo de cuarenta días de duración; naturalmente si no ha ayunado durante un plazo prolongado poco tiempo antes. Pero esto no quiere decir que cada cual puede iniciar y llevarlo a cabo inmediatamente.

Los obstáculos principales que surgen aquí son tres.

Primeramente, los nervios. En muchos, la obstrucción del organismo resulta tan profunda y antigua, que se hallan sumamente excitados también los nervios. Tales personas soportarán con muchísima dificultad las últimas semanas de ayuno, cuando en lo más hondo del organismo empieza a quitarse, como con un cepillo de hierro, toda clase de "herrumbre" endurecida sobre los huesos y en los tejidos. Se sentirán ataques repentinos de debilidad, de insomnio; surgirán dudas sobre la posibilidad de aguantar el ayuno hasta el fin. Los familiares naturalmente se declararán en contra del "riesgo terrible", y el ayunador, en resumidas cuentas, desistirá de su propósito, y una vez hecho esto, llegará a la conclusión de que "eso" no es para él. Mientras tanto, "eso" era también para él, solo que el enfermo puso manos a la obra sin la debida prudencia y no ha calculado previamente sus posibilidades.

Otro obstáculo es el efecto del adelgazamiento. Este en cada hombre es diferente, pero, de todos modos, en el curso de las primeras dos semanas, cuando se pierden de 10 a 12 kg de peso, debido a ese adelgazamiento se producen en la región de los intestinos, que enflaquecen especialmente ya en los primeros días, espacios vacíos donde se hunden los órganos ubicados más alto, como el estómago, los riñones, el hígado. Este fenómeno origina dolores tirantes y punzantes. Los riñones duelen como si se hallasen enfermos, mientras que en realidad duelen los tendones que los sostienen, al paso que los riñones mismos están descansando. La boca del estómago se hunde hasta el punto de que poco menos se adhiere a la columna vertebral; en el foso que se forma en el lugar del estómago se pueden esconder dos puños y aún sobra sitio para un tercero. La columna vertebral adquiere el aspecto de un serrucho, y las caderas se convierten en estacas delgadas y ridículas. La cintura se seca, como si alguien hubiese tomado al ayunador y lo hubiese torcido en ese sitio como lo hace la lavandera con una toalla. A cada movimiento de la cintura, uno espera que va a crujir. Y todos esos cambios y defectos son observados atentamente por los familiares del ayunador, quien no oye de ellos más que las palabras: "¡Déjelo, hombre; basta de tonterías! ¡Mañana voy a llamar al médico!". Y el médico se convierte en esos días, no se sabe por qué, en su primer enemigo. A su aparición, usted es capaz de esconderse entre las almohadas. Usted no podrá convencerse a sí mismo de que a continuación el organismo se habituará y los dolores no aumentarán, sino que desaparecerán por completo. La decisión empieza a flaquear... "¿si eso empieza así, qué será más tarde?". El ayuno se interrumpe.

La cuestión de la anemia

El tercer obstáculo es la anemia verdadera. No aquella anemia habitual que es la consecuencia de la obstrucción de la sangre con sustancias heterogéneas y células débiles y mutiladas, y que sería más acertado llamar "debilidad de la sangre", sino la anemia verdadera, cuando en el organismo está entorpecida la fabricación de la sangre. La sola purificación de la misma no hará el organismo normal, o sea sanguíneo, pero una dosificación del ayuno sabiamente combinada con las circunstancias, puede poner nuevamente en movimiento la fábrica de sangre detenida. En cambio, sin eso pasará la primera semana de ayuno, y el enfermo, habiéndose librado de unos síntomas, adquirirá otros, dejará la cura benéfica para él y dirá como muchos otros: "Eso no es para mí." Mientras tanto, lo que en realidad ha ocurrido es que el enfermo ha iniciado el ayuno no en la forma como se debía.

Todo eso hay que comprenderlo y efectuar los cálculos correspondientes, antes de resolverse a emprender un ayuno completo por el plazo íntegro; sin embargo, una vez habrá que hacerlo de todos modos, porque ahora ya ha sido comprobado en decenas y decenas de experimentos que únicamente el ayuno completo de cuarenta días es capaz de limpiar todo el organismo "hasta el fondo", y arrancar de él, de raíz, enfermedades como un catarro del estómago de veinte años de duración.

El compás de la estabilidad interna

En tales condiciones, ofrezco como solución general un régimen en que servirá al ayunador de compás el sentimiento de la estabilidad interna. Usted no quiere perder durante el ayuno esa estabilidad interna, es decir, la confianza en sus fuerzas y la aptitud para el trabajo. Tome este principio como guía, haga de él su compás, y su ayuno transcurrirá en la forma siguiente:

Usted ayuna cuanto pueda, sin llegar al extremo y continuando sus ocupaciones habituales. En esas condiciones, para una persona de constitución común y tenacidad mediana, resulta posible lo siguiente:

El ayuno se realiza durante cinco o doce días seguidos, es decir, durante una o dos fases primeras actualmente determinadas. Si usted no puede más, si las sensaciones que experimenta son demasiado agudas y entorpecen sus actividades, interrumpe el ayuno al 5º, 4º o 3º día. El principio es: conservar una sólida estabilidad interna y aptitud para el trabajo.

Después de un descanso por un plazo igual al del ayuno, usted inicia el segundo "paquete" del ayuno. Transcurre este en forma más fácil que el primero, porque el organismo ya se halla un tanto purificado. Usted lo aprovecha y ayuna una vez y media o dos veces más que la primera vez, hasta encontrar nuevamente un obstáculo difícil de superar –de todos modos puede estar tranquilo de que no ocurrirán catástrofes repentinas de efectos graves. Usted se detiene una vez más y toma un descanso tres veces más prolongado que el segundo ayuno. A continuación sigue el tercer "paquete", que usted inicia ya con la decisión firme de llevar esta vez a cabo el ayuno, o sea hasta el momento en que quede despejada la lengua y aparezca el apetito. En el transcurso de los "paquetes" anteriores habrá tenido usted tiempo para conocer las consecuencias saludables del ayuno y –lo que es muy importante– se habrán convencido de ello sus familiares.

Generalmente, los resultados son buenos. El ayuno en forma de "paquetes" termina automáticamente con un ayuno completo.

Por medio de "paquetes" en combinación con un régimen en los intervalos, se pueden lograr resultados maravillosos, por ejemplo –cosa de gran interés para las mujeres–, que adelgace solo la cintura, mientras que se ponga aún más fresco el semblante. Aun más: recurriendo a este método, un hombre acostumbrado a comer mucho seguirá haciéndolo, y sin embargo, irá adelgazando y librándose de la grasa en los intestinos. De esto hablaremos en la segunda parte del libro: *Cura por medio de comida*. De todos modos, de cada "paquete" obtendrá usted la utilidad completa, aunque el mismo durase solo tres días, solo medio día, solo tres horas. Ya un ayuno de media hora se hace perceptible: aumenta el apetito de usted. ¡Tal es ese maravilloso proceso!

Regla general
Como regla general, salvo pocas excepciones, aconsejo a todos, antes de un ayuno completo, realizar una "semana de ensayo" –siete días–, durante la cual se conocerán las sensaciones predominantes del proceso, y juzgando por los fenómenos de esa semana, se podrá determinar cómo transcurrirán para el ayunador la quinta y sexta semana de ayuno.

De un modo especial recomiendo a los que quieran iniciar su primer ayuno, hacerlo no a solas, sino en grupos de tres a cuatro hombres. Eso ofrecerá a cada uno la posibilidad de estudiar los fenómenos y peculiaridades del proceso en forma rápida y prácticamente útil para sí, por cuanto los observará no solo en sí mismo, sino también en otros; verá cuáles de ellos son comunes a todos y cuáles solo propios de personas aisladas, cuáles son las medidas a adaptarse, sus efectos, etc. Además, esa circunstancia contribuirá a disminuir el efecto de los consejos, convencimientos y burlas por parte de los demás: la muchedumbre se inclina ante todo lo que se pone de manifiesto en forma palpable.

Las reglas del ayuno purificador

En el primer día de ayuno se debe tomar un purgante, limpiando así toda vía digestiva, de arriba a abajo. En este caso, el purgante no puede ser sustituido por clister, porque este surte su efecto solo en una parte de esa vía.

A partir del 1er día de ayuno:

1. Pésese usted y siga haciéndolo, en la medida de lo posible, diariamente –es un dato importante para muchas cosas en lo futuro–; tome la medida del talle, el pecho y el cuello.

2. Anote diariamente la temperatura.

3. En el transcurso de la primera semana échese usted diariamente un clister de 1 l o de 1,5 l de agua pura de 32 °C a 35 °C, manteniendo esta en el intestino durante quince a veinte minutos, para que pueda empaparse bien. El clister se recibe estando el paciente de rodillas y apoyado sobre los codos, a fin de facilitar una profunda penetración del agua. Durante la

operación se hace un ligero masaje en torno al ombligo en dirección de la aguja de reloj.

Los clisteres no pueden sustituirse por el purgante, porque, fuera de la limpieza de los intestinos, tienen en esos días la misión de llevar el agua a las partes más profundas de los intestinos, donde el agua no puede, a la sazón, llegar a tiempo a través del estómago. A raíz de ello, allí se detienen los residuos de la combustión, que se verifica entonces en el organismo, se produce una especie de envenenamiento temporal en el mismo y empiezan a sentirse dolores de cabeza, debilidad y vértigos. Naturalmente al hombre le parece que esos fenómenos son producto del ayuno, pero aplicándose clisteres, el ayunador se dará cuenta de la verdadera naturaleza de los mismos. El purgante, en cambio, absorbe de por sí mucha agua del organismo y trastorna los intestinos durante más de un día. Después de la misma semana, se puede recurrir al clister con menos frecuencia –según la necesidad–, pero el mismo producirá siempre un efecto vivificador sobre el organismo, previniendo dolores originados por el secamiento excesivo del mismo.

Sin embargo, si a pesar de los clisteres usted siente dolores de cabeza durante la primera semana y transcurrida esta, repetirá los purgantes cada un, dos, tres días. Con más frecuencia se sienten dolores debido a la formación de tapones en los intestinos: los que se van secando ciñen esos tapones fuertemente, originando así dolores nerviosos.

Durante el ayuno no se debe comer nada, y sí tomar solo agua y té con una cucharadita de azúcar y limón. Un refresco agradable resulta el agua tras haber permanecido en ella durante una noche trozos de cáscara de naranja. Se debe beber según la necesidad, tomando en consideración, sin embargo, que el organismo recibe en ese tiempo agua también de la carne que le va menguando a razón de 0,5 a 0,75 kg por día, porque nuestro cuerpo consta de un 75 % de agua, y luego que, de todos modos, el agua no tendrá tiempo para llegar a través del estómago a los sitios recónditos del organismo. Por lo tanto, hay que beber según la necesidad verdadera, sin forzarse a sí mismo, y no olvidar echarse clisteres.

El apetito se hace sentir, generalmente, solo hasta la noche del primer día; luego desaparece hasta la terminación de la última (cuarta) década, cuando la lengua se despeja de la "capa" (trasudor) y aparece el verdadero apetito.

Entonces hay que empezar a comer: el proceso de purificación ha terminado. Antes pueden producirse ataques casuales de apetito, por ejemplo, originados por esfuerzos físicos, cansancios, etc., pero esos ataques desaparecen enseguida después de dos o tres tragos de agua fresca.

A partir del 30º al 31º día, la lengua se torna de blanca a amarilla y luego se cubre de manchas pardas. Se verifica el trasudor del organismo de las últimas y más pesadas cenizas de la enorme combustión de la materia que transcurre en él entonces.

De ahí una regla indispensable: no hay que tragar nada de las secreciones que salen de la nariz o de la boca durante el ayuno; hay que escupirlas todas, porque están envenenadas. Conviene enjuagar la boca con una infusión de corteza de limón o de naranja.

Durante el ayuno continúe usted sus trabajos y ocupaciones habituales, no se acueste sin una necesidad imperiosa, haciéndolo solo a fin de evitar esfuerzos físicos excesivos que puedan fácilmente provocar un ataque de apetito (de corta duración, al cual no se debe ceder). La cama calienta toda la región de las caderas y debilita los intestinos, y es justamente este al que le tocará, una vez terminado el ayuno, soportar el intenso trabajo inherente al restablecimiento del organismo debilitado.

La transición a la alimentación normal, después de terminado el ayuno, se efectúa en dos días: no conviene para el organismo fuertemente agotado por el hambre sustituir el ayuno por una alimentación escasa; hay que ofrecerle la posibilidad de reanudar cuanto antes su funcionamiento normal y volver a su estado físico normal.

Empiece usted la alimentación con toda clase de líquidos, continúe con polenta y termine con comidas asadas y fritas.

En la primera mañana: leche, café, té, jugo de naranja. A medio día: polenta, compota, puré de papas. De noche: sopa de papas y verduras, polenta de verduras, manzanas ralladas, un poco de ricota.

En la mañana siguiente: polenta. Para el almuerzo: macarrones, vinagreta, albóndigas de papa, queso blando, frutas, nueces molidas, las cuales son admisibles en pequeña cantidad ya a partir del 1º día. A la noche todas las demás comidas asadas y fritas. Por último se puede comer carne, pero esta ensucia mucho con sus residuos el organismo, de modo que a todos les conviene renunciar a ella. La forma más cómoda y menos costosa de efectuar la transición a la alimentación vegetal, protegiendo así el organismo contra un nuevo ensuciamiento, se describe en la segunda parte de este libro, mientras que explicaciones generales e instrucciones pueden solicitarse ya ahora del autor.

Al comer durante ese período, es indispensable observar las siguientes dos reglas:

1. Masticar bien y largamente la comida.
2. No comer con exceso, deteniéndose enseguida de percibir la voz del estómago: "¡Basta!".

Es mejor comer con más frecuencia, pero cada vez en pequeña cantidad, de todos modos, dependerá únicamente de usted protegerse en ese período contra trastornos gástricos, porque evitar toda clase de excesos lo podrá solo usted.

A partir del 3º día empiece a llevar su apetito a la norma. La comida excesiva de los primeros días puede cansar el corazón por el gran trabajo que provocará la propagación de la masa de jugos por el organismo. Este se debilitará y aparecerán hinchazones en las piernas, aunque breves, pero así y todo desagradables e innecesarias. En general, después del ayuno no hace falta apresurarse a recuperar el peso perdido. Eso se hace solo y con mucha facilidad y rapidez, pero se forma una carne joven y blanda. No se permita usted recuperar más de la mitad del peso perdido.(9)

---

(9) Este consejo es solo aplicable para las personas gordas [nota del traductor].

Terminado el ayuno, pésese usted y tome medida de su pecho, talle y cuello.

Nota especial
Durante todo el ayuno mantenga usted firmemente dos resoluciones:

1. "¡Hasta el fin del ayuno la comida no existe para mí!".
2. "¡La salud ya se me acerca; hace falta solo recibirla!".

Y además:
–Durante el ayuno no se considere usted enfermo sino que continúe todas sus actividades y ocupaciones habituales, solo tratando de evitar esfuerzos excesivos.

–En cambio, después del ayuno, durante tres semanas, no se considere sano, sino solo en estado de restablecimiento; ahorre las nuevas fuerzas conseguidas y deje a la nueva salud fundirse sólidamente con el organismo de usted.

Sobre los resultados del ayuno, así como casos especiales o que estén en contradicción con lo expuesto aquí, ruego que se me comunique a la dirección: Alexi Suvorin, Belgrado, Serbia. La misma dirección para la correspondencia referente a los detalles del método y consultas.

Ayunar es cosa fácil, y poniendo un poco de atención, puede usted estar seguro de que no le ocurrirá ninguna catástrofe. Sin embargo, enderezar la salud del hombre resulta con frecuencia no del todo sencillo, en atención a lo cual no acepto ninguna responsabilidad por la aplicación del "método de Suvorin" sin previa consulta conmigo.

Epílogo del traductor

Nunca surgió idea alguna, sea religiosa, científica o política, sin que hubiesen aparecido simultáneamente partidarios fanáticos de la misma. En efecto, tanto las religiones como las doctrinas filosóficas, sociales, político-sociales o médicas, tuvieron en su tiempo todas prosélitos entusiastas que les causaran más daño que sus enemigos. En otras palabras, en cada religión hay feligreses que se imaginan que todos los que no participen de sus ideas son hombres destinados para el infierno, aunque realicen muchísimas obras buenas. En la política también hay individuos que creen permitido torturar y hasta matar a todos lo que no comparten sus ideas, aunque hayan prestado a la patria servicios superiores a los suyos. Entre las naciones hay muchas convencidas de que su país es el primero del mundo. No está libre de ese defecto tampoco la Medicina, puesto que muchos alópatas, por ejemplo, sostienen que no siendo alópata, uno no merece llamarse médico. Muchos naturistas, por su parte, están convencidos de que no siendo naturista, uno merece ser calificado de embustero.

Por lo que hace a mí, creo que lo absoluto no existe en este mundo: no he visto ningún jardín que contuviera todas las rosas hermosas del mundo, como tampoco he encontrado un campo en que se hallasen reunidas todas las zarzas del mundo. Por consiguiente, según mi modo de ver, los que creen que lo que poseen ellos está dotado de todas las buenas calidades del mundo y lo que es de propiedad ajena es el foco de todas las malas calidades del mundo, son los fanáticos que hacen más mal a la doctrina defendida por ellos que los enemigos de la misma, porque, debido a su fanatismo, siempre se ven impulsados a defender lo suyo sin lógica meditación.

Parece que al método del ayuno no le faltó gente de esa índole. Esta gente, teniendo la convicción de las ventajas del ayuno, ayuna y hace ayunar a los demás de una sola vez el período completo, o sea cuarenta días, sin haber hecho ayunos cortos como preparación necesaria y sin tener instrucciones precisas que la guíen en esos casos.

Pues bien, Suvorin evidentemente pone en guardia contra tales extremistas que ayunan un período completo (cuarenta días) sin consultarlo, careciendo de la inteligencia y preparación científica necesarias que hagan superflua la intervención de un experto. En otras palabras: previene contra ayuno largo sin previa consulta con él, pero no contra los ayunos breves. Todo el libro confirma la veracidad de mis palabras, ofreciendo numerosos testimonios de que muchos y muchas han ayunado con buen resultado diez, quince y veinte días, sin haberlo consultado previamente. Yo me declaro también francamente en contra de una aplicación fanática de este método. Para aclarar mi punto de vista, digo que creo sinceramente que el método en cuestión es el mejor método curativo, pero no el único. El ayuno cura un número de enfermedades mucho más elevado que cualquier otro método. Además, si hubiese alguna enfermedad que se curase tanto por el ayuno como por otro método, siempre sería preferible el ayuno, porque este cura radicalmente, abarcando todo el organismo, y no solo la parte afectada por la enfermedad, mientras que cualquier otro método cura parcialmente, y no rara vez superficialmente.

El ayuno posee todavía otra ventaja que consiste en darle al organismo sano profilaxis contra las enfermedades. Pero en lo que supera a todos los demás métodos curativos, sin duda ni exageración alguna, es que se trae el rejuvenecimiento total del organismo.

A pesar de mi creencia firme que acabo de expresar, no me canso de decir a los fanáticos e inconsiderados: dejen su fanatismo y no ayunen de una sola vez cuarenta días, aunque estuviesen en condiciones para ello, porque si sufre daño uno solo de ustedes será suficiente para sacudir los cimientos del método del ayuno en la opinión de muchos débiles de voluntad que temen hasta la palabra 'ayuno'. Esta gente cree que, absteniéndose de la comida durante dos o tres días, uno muere sin falta. ¡Y cuántas personas por el estilo he visto y he oído hablar! A esa gente le doy un argumento muy sencillo y palpable a favor del ayuno: todos sabemos que la operación de la apendicitis se considera en nuestros días como una operación "de moda", pero al mismo tiempo nos consta que la persona operada debe soportar la molestia de la temperatura elevada, la inflamación y el dolor de la operación, y además de todo eso el ayuno de tres a cinco días. Muchos de los que se hacen la operación de la hemorroide se ven obligados, por orden del médico, a abstenerse de la comida, o sea ayunar, cerca de diez días, vale decir, que esas personas ayunan durante diez días y "de yapa" soportan el dolor de la enfermedad y de la operación. Así que el ayuno de cinco a siete días no hace morir a nadie, y todos los que prueban el ayuno se convencen de la veracidad de lo que digo, o sea que el ayunador aumenta en energías, aunque pierda de peso. De ese modo el que ayune siete días, por ejemplo, se atreverá a aumentar la duración de su ayuno la segunda vez.

Aconsejo a los que quieran ayunar no realizar un ayuno prolongado la primera vez. Es preferible que ayunen de cinco a siete días, pasados veinte días, otros siete días, pasados otros veinte días, diez días, y así varias veces, después de lo cual puede realizarse el ayuno completo de cuarenta días. Al emprender este, hace falta asegurarse las instrucciones de un hombre experto, porque la quinta semana del ayuno es pesada, pudiendo traer complicaciones dolorosas, pero no peligrosas.(10) Si el ayunador no dispone de instrucciones de un hombre experto, temerá sin duda los efectos de esas complicaciones y acto seguido cortará el ayuno, privándose así del resto de las ventajas que le aportaría el ayuno completo.

Considero oportuno dar aquí algunos consejos a los lectores de esta obra:

1º. No ayune antes de leer este libro atentamente por lo menos dos veces.

2º. No se ponga de pie ni cambie de posición bruscamente durante el ayuno, sino podría sentir mareo.

3º. No deje de aplicarse muy a menudo los enemas durante el ayuno. En cuanto a los purgantes, puede tomarlos muy a menudo (cada dos o tres días), solo personas robustas, las personas débiles los tomarán con menos frecuencia cada (cada cinco o seis días), y eso durante el ayuno que no pase de veintiún días.

4º. Los lavados de agua tibia son útiles para el ayunador, abriendo los poros y facilitando la eliminación de materias morbosas.

5º. No haga trabajos pesados durante el ayuno, aunque ha encontrado en este libro muchos ejemplos de personas que lo hacían, porque el ayunador necesita de sus fuerzas durante el ayuno; pero esto no quiere decir que

---

(10) Las complicaciones más importantes son las náuseas que aparecen en esa semana con los dolores inherentes. La mejor manera para salvarse de esas molestias es tomar de una sola vez cerca de 0,5 l de agua tibia que, llenando el estómago, facilita mucho los vómitos, con los cuales salen del organismo toda clase de inmundicias, cansado alivio al ayunador.

Considerando este libro como una unidad indivisible, no lo he dotado de un índice, puesto que, a mi modo de ver, no es posible aprovecharlo basándose en la lectura de un solo capítulo del mismo.

deba usted abstenerse de trabajos livianos ni de paseos; tampoco debe usted guardar cama, salvo casos de urgencia.

6º–En los ejemplos de este libro encuentra usted casos de personas que comían cosas pesadas desde el primer día después de de terminar el ayuno. No se debe imitarlos. Siempre es preferible empezar a comer cosas livianas.

7º–La moderación en la comida después del ayuno es tan difícil como necesaria, por eso se la recomiendo especialmente al lector.

¿Tendrá este método éxito o no?, no lo sé: no soy profeta para predecirlo en forma terminante; pero tengo motivos para afirmar que, tanto su éxito como su divulgación, dependerán de un modo particular de la acogida que encuentre entre los médicos sinceros.

Para aclarar aún más mi punto de vista, digo: la condición más importante y necesaria para ayunar es la fuerza de voluntad, y esta, según es notorio, hace falta a la mayoría de los hombres en sus actividades cotidianas, de manera que constituirá un requisito aun más indispensable en una empresa tan rara y extraña como la abstención completa de la comida durante no pocos días, empresa que le parece al público rodeada de toda clase de peligros, inclusive el de muerte. En vista de ello, todos los débiles de voluntad necesitarán de aliento por parte del médico, además de sus instrucciones; pero si el médico asusta a esa gente diciéndole que el ayuno daña y pone en peligro la vida misma, la práctica del ayuno resultará cosa imposible, quedando el provecho milagroso del ayuno reservado únicamente para hombres dotados de una fuerza de voluntad excepcional, porque estos, una vez persuadidos de la utilidad de una cosa, no se dejan impresionar por la prohibición de los médicos ni de cualquier otra persona del mundo. Pero, según ya queda dicho más arriba, la mayoría de los hombres pertenece a la primera categoría, o sea los débiles de voluntad, que necesitan del apoyo de los médicos, así como de las instrucciones correspondientes.

En virtud de eso, el mejor deseo mío para la difusión de este método y, de ahí, la curación de la humanidad de sus innumerables males, es que los médicos le presten su atención ya que a uno experto no le será difícil hacer milagros con este método, cosa que ha afirmado antes el autor mismo.

En los Estados Unidos de América, el ayuno ya está bien difundido entre los médicos, hasta el punto que muchos de ellos poseen establecimientos curativos que ostentan el letrero: "Aquí curamos solo mediante el ayuno". Pero el campeón mundial del ayuno es, sin duda alguna, el señor Suvorin, que ayunó en los últimos cuatro años más de doscientos días (término medio: cincuenta por año) y que curó por medio del ayuno a más de diez mil personas de las enfermedades más variadas, muchas de ellas consideradas "incurables".

Su método, en comparación con otros semejantes, es el más perfecto. Eso me ha inducido a emprender la traducción de su obra dedicada al método en cuestión, para ofrecerlo así a los médicos argentinos y, por intermedio de estos, a los demás países. De esta manera he querido realizar –y no he encontrado mejor forma de hacerlo– la idea acariciada desde hace tiempo de prestar un servicio útil a esta república generosa y noble que me ha recibido como huésped hace muchos años. Con la publicación de este libro en castellano se llevará a cabo ese propósito mío.

Si los médicos argentinos aceptan y practican el método ofrecido a su consideración, haciendo el bien a su pueblo, salvándolo de la pesadilla de muchas enfermedades "antiguas y modernas", ello será la mejor recompensa y la mayor satisfacción para mí en la publicación de esta obra.

Monseñor Miguel Jaluf

Publica tu libro!

"Cada persona tiene algo especial, que sabe bien o que puede hacer bien. Y cuando una persona tiene una habilidad, siempre habrá alguien dispuesto a pagar por ella".

— **parkerpub.co**

Parker Publishing ayuda a autores a publicar más títulos. Ya sea que estes escribiendo un libro sobre negocios, salud, auto ayuda, una novela romántica, una ficción histórica, una historia de misterio, acción o suspenso, poesía, sobre negocios, un libro para niños o cualquier otro, podemos ayudarlo a alcanzar tus objetivos editoriales.

Además de contar una historia, un libro es una herramienta de promoción. Un libro puede compararse con una poderosa tarjeta de presentación ya que la mayoría de la gente la guarda. Ser autor de un libro puede darte credibilidad y estatus, permitiéndote cobrar más por tus servicios.

Con nuestros mejores recursos, lo ayudaremos a exponer tu talento al público y publicar tu libro

Tu libro llegará a más de 39 000 cuentas minoristas en los EE. UU., el Reino Unido y Australia (cadenas, independientes, tiendas especializadas y bibliotecas), socios minoristas y bibliotecarios, ¡tanto en persona como en línea!

Además, cuando su título se ingrese en nuestra biblioteca, aparecerá automáticamente en las bases de datos de la librería y la biblioteca.

Nuestros equipos de ventas con sede en los Estados Unidos y el Reino Unido trabajan con clientes de todo el mundo a través de nuestros socios de amplios canales de distribución.

Para obtener más información, póngase en contacto

info@parkerpub.co

www.ingramcontent.com/pod-product-compliance
Lightning Source LLC
LaVergne TN
LVHW041618070426
835507LV00008B/308